协和名医
说妇科肿瘤

向　阳　谭先杰◎主编

U0198755

中国妇女出版社

图书在版编目（CIP）数据

协和名医说妇科肿瘤 / 向阳，谭先杰主编. -- 北京：
中国妇女出版社，2022.8
ISBN 978-7-5127-2135-7

Ⅰ.①协… Ⅱ.①向… ②谭… Ⅲ.①妇科病－肿瘤
－诊疗 Ⅳ.①R737.3

中国版本图书馆CIP数据核字（2022）第082566号

责任编辑：王海峰
责任印制：李志国

出版发行：中国妇女出版社
地　　址：北京市东城区史家胡同甲24号　　邮政编码：100010
电　　话：（010）65133160（发行部）　　65133161（邮购）
邮　　箱：zgfncbs@womenbooks.cn
法律顾问：北京市道可特律师事务所
经　　销：各地新华书店
印　　刷：北京通州皇家印刷厂

开　　本：150mm×215mm　1/16
印　　张：15
字　　数：136千字
版　　次：2022年8月第1版　2022年8月第1次印刷
定　　价：59.80元

如有印装错误，请与发行部联系

目 录

第一章　妇科基本生理常识

第二章　妇科肿瘤基本常识

第三章 外阴及阴道部肿瘤防治基本常识

第四章 宫颈病变及宫颈癌防治基本常识

第五章　子宫肌瘤防治基本常识

第六章　子宫内膜不典型增生及癌变防治基本常识

第七章　妇科滋养细胞肿瘤防治基本常识

第八章　卵巢和输卵管肿瘤防治基本常识

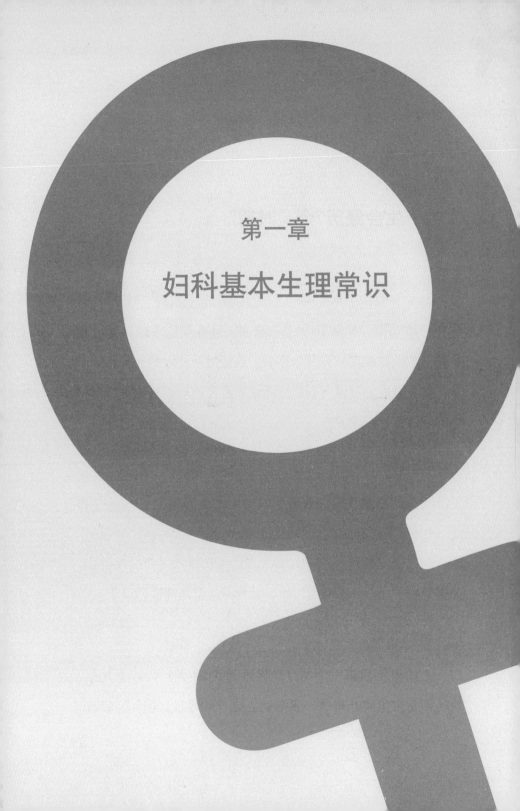

第一章

妇科基本生理常识

女性一生会经历7个"时期"

医学上通常把女性的一生细分为 7 个不同的"时期"，具体包括胎儿期、新生儿期、儿童期、青春期、性成熟期、更年期（绝经过渡期）以及老年期。这些时期相对独立又相互联系，各有特点。受遗传因素和环境因素影响，不同的人各个时期的划分有一些差异。

胎儿期

胎儿期指从受精卵形成到女宝宝出生的时期，一般约 40 周。4 ～ 8 周时胚胎的生殖器官开始分化、发育，12 周时胚胎的外阴已基本成形。这段时间是女性生殖器官发育的关键期，如果受到干扰，胚胎有可能出现发育异常甚至畸形。

新生儿期

个体出生后第一个月（严格讲为头 28 天）为新生儿期。该时期女宝宝离开母体，逐渐建立完善的呼吸、循环、吸吮、消化和吸收功能。这时除了要注意女婴的喂养、保暖等，还应注意外生殖器的护理。新生儿期女婴可能因受母体雌激素的刺激出现一些"异常"：乳房略微肿胀，会分泌少量乳汁；处女膜肿胀，呈紫红色，微突出于外阴裂隙；阴唇柔软、丰满，为圆形；外阴可能覆盖白色凝乳状或黏液状分泌物，有时甚至会有少量血性分泌物。这都是正常的生理现象，通常在出生后一周左右消失。

儿童期

儿童期指女宝宝出生后满 28 天至 8 ~ 10 岁，可细分为婴儿期、幼儿期、学龄前期、学龄期。此时，女童的生理和心理在逐渐发育，但与性相关的腺体和器官仍处于幼稚状态。由于卵巢功能不健全，体内缺乏雌激素，女童的阴道黏膜很薄，没有皱襞，且阴道内酸度较低，抗感染能力差。

青春期

青春期指性器官开始发育、第二性征慢慢出现至生殖功能完全发育成熟的时期。此时，各组织器官由幼稚走向成熟，功能逐渐健全。第二性征指除生殖器官外，女性特有的征象，比如乳房隆起、皮下脂肪丰满、骨盆宽大等。青春期一般

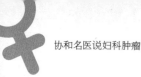

9 ～ 12 岁开始，18 ～ 20 岁结束。

性成熟期

性成熟期自 18 岁左右开始，大约持续 30 年。这个时期，卵巢功能发育成熟，能周期性地分泌性激素并定期排卵，女性完全具备怀孕、分娩、哺育等功能。

更年期

更年期指女性卵巢功能由旺盛走向衰退直至终止的时期，通常自 40 岁开始，可持续 10 ～ 20 年。更年期可分为 3 个阶段。

1.绝经前期，即绝经前 2 ～ 5 年。此时月经虽然尚未停止，但残存的卵泡对调控激素的反应明显减弱，可导致月经周期紊乱。雌激素水平波动较大或偏低，可导致急躁、记忆力减退等不适。但也有"幸运者"月经周期一直很规律，仅表现为月经量逐渐减少，直至闭经。

2.绝经期。卵巢功能进一步减退，性激素分泌量减少，以致"无力"引起子宫内膜的脱落出血。此种情况下，如果一年以上不来月经，即为绝经。一般发生在 45 ～ 55 岁。

3.绝经后期。绝经后，卵巢萎缩变硬，内分泌功能消退，体内性激素水平降低，生殖器官萎缩，阴道上皮变薄。此种情况下，阴道内酸碱度失去平衡，自身净化功能减弱，容易患阴道炎。

老年期

60 ～ 65 岁后，全身器官逐渐老化，进入老年期。此时，卵巢功能接近消失，体内性激素水平极低；脂肪代谢功能失调，易出现肥胖、动脉硬化及心血管疾病；骨量丢失较多，可引起骨质疏松，容易发生腰腿痛甚至骨折。同时，恶性肿瘤发生的机会明显增加。

女性生殖系统大概是什么样子

女性生殖系统分为外生殖器和内生殖器。外生殖器是生殖器的外露部分，内生殖器是生殖器盆腔内的部分。

女性外生殖器

女性外生殖器又叫外阴，位于两侧大腿根部的内侧，前至耻骨联合，后至肛门。女性外生殖器包括阴阜、大阴唇、小阴唇、阴蒂、阴道前庭等。阴道前庭是众多"开口"的汇聚地，

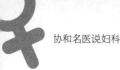

包括尿道口、阴道口和前庭大腺开口。

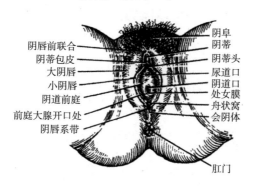

阴唇前联合　　　　　　　　　阴阜
阴蒂包皮　　　　　　　　　　阴蒂
大阴唇　　　　　　　　　　　阴蒂头
小阴唇　　　　　　　　　　　尿道口
阴道前庭　　　　　　　　　　阴道口
前庭大腺开口处　　　　　　　处女膜
阴唇系带　　　　　　　　　　舟状窝
　　　　　　　　　　　　　　会阴体
　　　　　　　　　　　　　　肛门

女性外生殖器示意图

阴阜

阴阜在外阴的最前部，耻骨联合的外面，由皮肤和皮下脂肪构成。阴阜的脂肪层比较厚，像垫子一样稍稍隆起，有丰富的皮脂腺和汗腺。青春期时，阴阜上开始长出阴毛。

大阴唇

大阴唇是靠近两侧大腿根部内侧的一对有弹性的皮肤皱襞，其外侧皮肤内分布着皮脂腺和汗腺，内侧皮肤内分布着皮脂腺。由于正常的色素沉着，大阴唇呈灰褐色。在青春期，大阴唇外侧可长出稀疏的阴毛。大阴唇下面是厚厚的脂肪层，分布着丰富的血管、淋巴管、神经、弹力纤维和一小部分平滑肌。因此，外阴受伤时容易出血和形成血肿。未婚女性的两侧大阴唇自然闭合。分娩后，大阴唇会向两边分开。

小阴唇

小阴唇是大阴唇内侧的一对较薄、较小的皮肤皱襞，表面光滑、湿润，没有毛发生长。其内含有大量弹力纤维、少量平滑肌组织和丰富的静脉丛。没有生育过的女性小阴唇后端与大阴唇后端会自然形成一条短短的"阴唇系带"。分娩后，阴唇系带将不那么明显。小阴唇的大小和形状有明显的个体差异。

阴蒂

阴蒂位于小阴唇的前端，上端为阴蒂头，有丰富的神经末梢，会勃起，是女性获得性快感的主要部位之一。

阴道前庭

两侧小阴唇之间的一个菱形区域称为阴道前庭。它的前面是阴蒂，后面是阴唇系带。阴道前庭的前面是尿道外口，中央偏后是阴道口。

处女的阴道口覆盖有处女膜。处女膜往往在初次性交时破裂。少数女性的处女膜很薄且富有弹性，初次性交后可不破裂而保持原状。也有少数女性的处女膜会因为运动等原因而破裂。

女性内生殖器

女性内生殖器包括阴道、子宫、输卵管和卵巢。

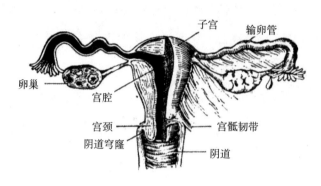

女性内生殖器示意图

子宫

　　子宫是一个十分重要的器官，可分为子宫体和子宫颈两部分。子宫与阴道上端相连，位于盆腔中央，像一个倒放的梨，前后稍扁。

　　育龄女性的子宫长 7 ～ 8 厘米，宽 4 ～ 5 厘米，厚 2 ～ 3 厘米。

　　子宫上部较宽，叫作子宫体，其两边都与输卵管相通。子宫上方圆凸的部分称为子宫底。子宫的下端是子宫颈，较窄，呈圆柱形，长约 2.5 厘米。

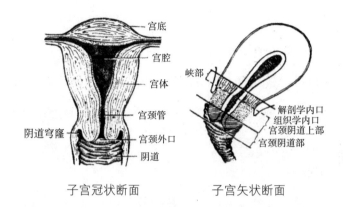

子宫冠状断面　　　　　　　子宫矢状断面

卵巢

卵巢是女性的性腺。在青春期前卵巢表面光滑，成熟的卵巢表面凹凸不平。青春期开始发育后卵巢能够排出卵子并分泌性激素。育龄女性的卵巢一般长约 4 厘米，宽约 3 厘米，厚约 1 厘米，重 5 ~ 6 克，呈灰白色。绝经后，卵巢会萎缩，将变小、变硬。

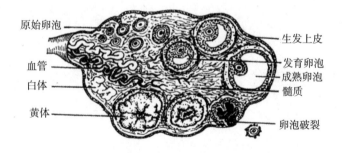

卵巢的结构（切面）

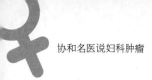

输卵管

输卵管是与子宫相连的一对细管。其管腔与子宫腔相通，能将卵巢排出的成熟卵子输送到子宫，也是精子与卵子相遇（受精）场所。成年女性的输卵管长 8 ～ 14 厘米。输卵管的伞端游离，与卵巢相接近。

阴道

阴道位于骨盆腔的中央，是内外生殖器之间的通道。它的前面是膀胱、尿道，后面是直肠。阴道上端与子宫颈连接，下端开口于阴道前庭。阴道是精液进入、经血排出和胎儿娩出的重要通道。平时阴道前后壁自然闭合相贴，横断面呈"H"形。阴道壁由黏膜、肌层和外膜三部分构成。育龄女性阴道壁富有弹性纤维，具有较大的伸展性。老年女性阴道壁由于萎缩失去弹性，黏膜变薄，皱襞较少，抵抗力较低。

子宫的结构

子宫绝对是女性体内最重要的器官之一，它既是每月一次月经的来源之地，又是胎儿生长发育的地方。

子宫由子宫体和子宫颈两部分组成。子宫最外层覆盖着腹膜，中间为较厚的肌层。子宫肌层的主要成分是平滑肌，未妊娠的子宫肌层厚约 0.8 厘米。子宫肌层内有弹性纤维和血管。子宫收缩时，子宫内血管受到压迫，能有效止血。未妊娠的子宫腔容量为 5 毫升左右。子宫腔内覆盖有黏膜，称为子宫内膜。从青春期到更年期，子宫内膜受激素影响而发生周期性改变。

子宫颈主要由结缔组织构成，也有少量平滑肌纤维、血管和弹性纤维。子宫颈管内的黏膜上皮像"高耸的柱子"，称为柱状上皮，内含许多腺体。这些腺体能分泌碱性黏液形成黏液栓，可阻断宫颈内外的沟通，从而避免细菌从阴道内向上逆行而导致内生殖器官的感染。

子宫颈的下 1/3 部分在阴道内，中央有一个开口，叫子宫颈外口。分娩后，子宫颈会变成横裂状。

子宫颈管内表面覆盖着柱状上皮，而子宫颈外露于阴道部分的表面覆盖着鳞状上皮。子宫颈口柱状上皮与鳞状上皮交界的地方，是宫颈癌的好发部位。

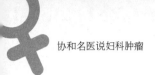

卵巢的生理功能

卵巢虽小，却与女性的生长发育和人类的繁衍生息密切相关。

生殖功能

女性的生殖功能在胎儿期就已经奠定了基础。女性一生全部的卵细胞都是在胎儿期生成的。女婴出生时，卵巢里便有无数个原始卵泡。当然，并非所有卵泡都能发育成熟。女性从青春期到绝经期排出的真正成熟的卵子大约为 400 个。在生育期，正常女性的卵巢会周期性排卵。每个排卵周期，有 8 ~ 10 个卵泡同时发育，然而通常只有 1 ~ 2 个卵泡能发展成为优势卵泡，突破卵巢表面，实现排卵。排卵的时间多在两次月经中间，排出的卵子会被输卵管伞端抓取，之后被送入输卵管。在输卵管如遇到精子，卵子会成为受精卵。之后，受精卵会被输卵管运输至子宫腔，被"种植"到子宫内膜，最终发育成胎儿。

分泌功能

卵泡在排卵前会合成、分泌雌激素，女性体内雌激素在每次排卵前达到高峰。卵子被排出后，卵泡壁形成黄体，会合成、分泌孕激素和雌激素。在排卵后 7 ~ 8 天，黄体成熟，孕激素分泌最为旺盛。如果卵子未受精，在排卵后 9 ~ 10 天黄体开始萎缩，性激素分泌减少，子宫内膜因失去激素支持而脱落出血，此为月经来潮的生理过程。

什么是女性生殖内分泌轴

女性一生的各种生理活动均受身体激素的精确调节。调节上述过程的系统就是生殖内分泌轴，由下丘脑、垂体、卵巢三部分组成。

下丘脑

下丘脑位于大脑底部。下丘脑的某些神经元细胞具有双重功能，既能传导神经冲动，又能分泌多种激素。其中促性腺激素释放激素与女性生殖内分泌系统的生理功能有直接关系。

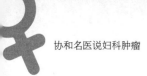

垂体

垂体分泌两种促性腺激素。

一是促卵泡素。促卵泡素能刺激卵巢中卵泡生长发育和颗粒细胞增生，并能在少量促黄体生成素的参与下使卵泡分泌雌激素。

二是促黄体生成素。促黄体生成素能在一定比例的促卵泡素的影响下促使成熟的卵泡实现排卵，促使黄体形成和分泌雌激素、孕激素。

卵巢

卵巢是垂体所分泌激素的靶器官。卵巢功能会影响女性生殖器官细胞形态的改变，如子宫内膜、子宫颈上皮、阴道上皮的增生和脱落，宫颈分泌功能的改变等。

此外，基础体温的变化也由卵巢直接调控。反过来，血液中的雌激素、孕激素浓度的改变又会促进或者抑制下丘脑—垂体的分泌功能。

上述三部分是一个封闭的自动反馈系统。下丘脑相当于"施令器"，垂体相当于"换能器"，卵巢相当于"执行器"。这三者互相调节、互相制约，女性才有规律的排卵和月经。

月经是怎样形成的

　　一个健康女性每月都会出现一次 3 ～ 7 天的阴道出血（其实是子宫出血），这种规律的阴道出血就是月经。月经是女性特殊的生理现象，也是女性生殖器官发育成熟的重要标志。

　　为什么会出现月经呢？这要从卵巢的功能说起。正常女性一生全部的卵细胞在胎儿期就已生成。在女性生长发育过程中，多数始基卵泡夭折，仅有少数卵泡能够幸存。进入青春期后，在下丘脑的控制下，脑垂体前叶会分泌激素促使卵泡发育成熟，并能合成、分泌雌激素。在雌激素的作用下，子宫内膜开始增殖，在每月排卵前 1 ～ 2 天促卵泡素和促黄体生成素的分泌都将出现高峰。随即雌激素水平开始下降，卵泡成熟并实现排卵。排卵后，在孕激素的作用下，增殖期子宫内膜转变为分泌期子宫内膜，为受精卵的"安家落户"做准备。

　　如果卵子受精形成受精卵，就会继续发育成胚胎、胎儿。如果卵子没有受精，黄体就开始萎缩，孕激素和雌激素的分泌也会迅速减少。子宫内膜突然失去这两种激素的支持，血管会收缩，子宫内膜则会萎缩、坏死、脱落，引起出血。之后，血液与脱落的子宫内膜会从阴道排出，这就是我们所说的月经。

　　那么，经血脏吗？其实经血本身并不脏，但它却是细菌或其他微生物良好的营养剂。所以月经期要注意卫生，防止生殖道感染。

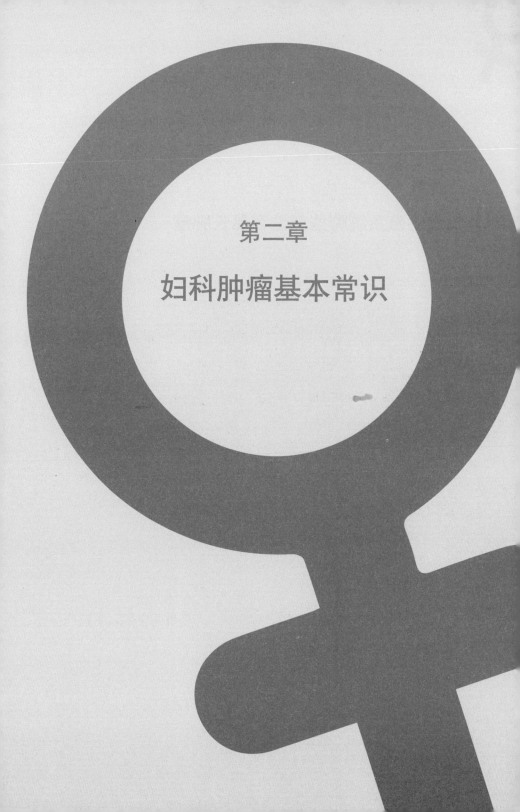

第二章

妇科肿瘤基本常识

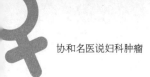

女性生殖系统哪些部位容易长肿瘤

女性生殖系统从暴露在体外的外阴，至深藏在盆腔的子宫、卵巢都可能长肿瘤。女性生殖系统肿瘤以子宫和卵巢肿瘤最多见。生长在不同部位的肿瘤，既有良性的，也有恶性的，有的比较常见，有些则较为罕见。

子宫

发生于子宫体的肿瘤以良性的子宫肌瘤最为常见，其次是子宫体的恶性肿瘤及源于妊娠的滋养细胞肿瘤。而发生于宫颈部分最常见的肿瘤是恶性的宫颈癌。

卵巢

发生于卵巢的肿瘤多达数十种，其中大多数为良性，另有一部分是恶性的，即卵巢癌。

输卵管

较少发生肿瘤。一旦发生，多属于恶性的输卵管癌。

阴道

偶有恶性阴道癌发生。

外阴

长在外阴的肿瘤比较少见，但多于输卵管肿瘤和阴道肿瘤。外阴既可发生良性肿瘤，也可发生恶性外阴癌。

常见妇科良性、恶性肿瘤有哪些

常见妇科良性肿瘤

良性肿瘤指生长较慢，一般情况下不破坏周围组织和器官，也不发生转移，且不危及病人生命的肿瘤。比较多见的妇科生殖器良性肿瘤是子宫肌瘤，患者多是中年女性。30 岁以上的女性有 20% 在子宫内有大小不等、单个或多个肌瘤存在。卵巢良性肿瘤也比较常见，占妇科生殖器肿瘤的 30% 以上，

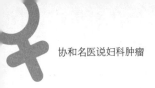

多见的有卵巢成熟畸胎瘤、浆液性囊腺瘤、黏液性囊腺瘤及卵巢单纯性囊肿等。

常见妇科恶性肿瘤

恶性肿瘤指生长迅速、破坏性强、易于转移扩散、常危及患者生命的肿瘤。女性生殖器恶性肿瘤以宫颈癌最为多见。宫颈癌占女性生殖器官恶性肿瘤的半数以上。近年来，随着宫颈癌筛查的广泛开展，相当一部分早期宫颈癌被发现，使宫颈癌导致的死亡率明显下降。另外，卵巢癌及子宫内膜癌也较为常见。较少见的女性生殖系统恶性肿瘤有子宫肉瘤、输卵管癌、阴道癌等。

为什么女性生殖器官容易长肿瘤

研究表明，女性生殖器官肿瘤与许多因素有关。

1. 女性生殖系统所包含的各种器官基本上均为性激素的靶器官，生长、发育均受下丘脑的统辖，并在其控制下周期性变化。一旦性激素的量、相互之间的比例、代谢发生异常，都可能促使其靶器官生长失控而发生肿瘤。

2. 女性生殖器官起源比较复杂。

3. 女性生殖器官易受细菌、病毒等侵袭，比如人乳头瘤病毒（HPV）感染是导致宫颈癌的重要因素。

4. 胎盘的滋养细胞在一些情况下可能发生恶性改变，形成恶性滋养细胞肿瘤。

长了妇科肿瘤会出现哪些症状

长了妇科肿瘤会出现很多症状，这些症状有许多共同之处，可分为以下 4 个方面。

阴道异常出血

子宫及某些功能性卵巢肿瘤可引起阴道异常出血，表现为月经过多、月经周期紊乱、不规则阴道出血等。肿瘤引起的阴道出血，病变多在子宫上。恶性子宫颈癌和子宫体癌引起的出血多数没有规律，而良性的子宫肌瘤引起的出血则有的有规律、有的没有规律。如果绝经后出现了阴道出血，要特别警

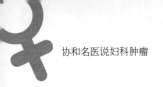

惕，可能是发生了恶性肿瘤，应立即就医。

阴道异常分泌物

肿瘤坏死、破溃、感染会造成白带异常，如水样、血性或米汤样白带，且常有异常的恶臭味。导致这类症状的常见肿瘤有来自子宫颈、子宫体、输卵管的恶性肿瘤，以及某些黏膜下肌瘤。

肿块

肿块可出现在生殖器官的任何部位。外阴肿物，患者自己可以摸到。医师通过窥器检查可以发现阴道、宫颈等处的肿瘤。通过盆腔检查可发现子宫、卵巢的肿瘤。子宫、卵巢的肿瘤较大时，患者自己可以从腹部摸到。如发现肿块，要尽快就医。

疼痛

一般来说，疼痛并不是妇科肿瘤常见的症状。有些子宫肌瘤可以有经期腹痛。如果卵巢肿瘤发生扭转或破裂，会出现十分剧烈的疼痛。子宫或卵巢的恶性肿瘤，多数在早期没有疼痛症状。如发生持续的腰痛、腹痛，往往是神经受压迫的结果，这表明肿瘤已经发展到了晚期。

以上症状只是一般性概括，并不意味着出现这些症状就一定是长了肿瘤。一些由于功能失调引起的月经病，同样可以出现各种类型的阴道出血。至于下腹痛，肿瘤只是一个原因，更多是各种急慢性盆腔炎引起的。

哪些检查方法可以诊断妇科肿瘤

常用的诊断妇科肿瘤的检查方法，主要有下列几种。

阴道脱落细胞检查

包括阴道涂片检查和宫颈刮片检查。阴道涂片检查主要是检查从阴道穹窿获取的细胞，这些细胞有可能来自输卵管、子宫腔、宫颈管及阴道本身。阴道涂片检查是诊断妇科肿瘤最为简便的方法。但是，如果获取的细胞已经陈旧，容易发生混淆。宫颈刮片所检查的细胞是用特殊的刮板或取样器从宫颈表面和宫颈管内刮取的细胞。用该方法所得到的细胞比较新鲜，将其涂抹在玻璃片上并将其染色后即可做显微镜检查。正常细胞与恶性肿瘤细胞可根据细胞形态、细胞核大小等进行分辨。

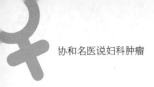

活体组织检查

活体组织检查就是用活检钳取一小块组织，然后对其进行检查。将所取得的组织进行切片染色后，不仅能观察到单个细胞的特点，而且可看到细胞之间的联系及排列方式。这种方法得出的诊断结果更为可靠。女性生殖器官或暴露在身体表面，或有腔道与外界相通，这一解剖特点为活体组织检查提供了有利条件。怀疑外阴、阴道、宫颈、宫腔有恶性肿瘤时，取活体组织进行检查即可明确诊断。

超声检查

超声检查就是向人体内部发射超声波，并接收其回声信号，通过由此显示的图像诊断疾病。B型超声可以显示盆腔深处脏器的影像，进而诊断与鉴别妇科肿瘤。

X线检查

某些妇科肿瘤，如卵巢成熟畸胎瘤的瘤体内有牙齿或骨片，卵巢上皮性癌的瘤体内有砂粒体或钙化物，X线检查可帮助诊断。另外，还有一些特殊的X线检查，如子宫造影或胃肠造影能显示子宫腔形态或肠腔形态及其与生殖器的关系，给诊断提供帮助。

内窥镜检查

用于妇科肿瘤诊断的内窥镜主要有腹腔镜与宫腔镜。腹腔镜是一种可窥视腹腔内各器官的内窥镜。腹腔镜的外径约 1 厘米，只需在腹壁开一个约 1 厘米长的小切口即可将镜头伸入腹腔，之后便能清楚地观察盆腔和腹腔内各器官。对于盆腔内包块，若不能确认是妇科肿瘤，或者不能确认肿瘤的确切部位以及肿瘤转移所涉及的范围时，腹腔镜检查可明确诊断。宫腔镜则是一种经子宫颈伸入宫腔内部窥视宫腔内结构的内窥镜。尤其对子宫黏膜下肌瘤及子宫内膜病变来讲，宫腔镜检查是一种很有价值的诊断方法。

怎样进行活体组织检查

活体组织检查就是对病灶的小部分组织做病理形态学检查以明确诊断。诊断妇科肿瘤常用的活体组织检查方法如下。

钳取法

用活检钳对子宫颈或阴道深部的病灶钳取单点或多点组织

做病理检查。对典型病灶，单点钳取就能得到满意的结果。多点钳取主要用于不典型病灶以及宫颈刮片检查发现癌细胞或可疑癌细胞的患者。

宫颈锥形切取法

此法目的同多点钳取法，但比较精细，能更全面地反映病变的范围及程度。这种方法除了用于诊断外，还用于宫颈原位癌及宫颈上皮内瘤变的治疗。

切割活体组织检查法

即切割外阴或阴道浅部肿瘤的小部分组织进行病理检查。

切除法

即对外阴或阴道的小肿瘤全部切除送病理检查。

穿刺活体组织检查法

对盆腔深部实性肿瘤，可在 B 超或内窥镜指引下，经腹部或阴道将细针刺入肿瘤中，抽取肿物内的组织，进行细胞学及病理学检查。该方法的特点是比较简单、准确性高、患者痛苦少，一般患者都愿意接受。

诊断性刮宫

刮宫的主要目的是刮取子宫颈管内膜及子宫腔内膜组织，做病理检查。此法可用于诊断子宫内膜癌、子宫颈癌以及其他子宫内膜病变。

总之，活体组织检查是目前诊断妇科肿瘤较常见且可靠又快速的诊断方法，易于被患者接受，同时也有较高的临床实用价值。

B型超声波检查可用于哪些妇科肿瘤的诊断

临床上常用的 B 型超声诊断仪，能迅速、准确地显示盆腔病变的部位、性质。目前 B 超检查是妇科肿瘤不可或缺的辅助诊断方法。

子宫肿瘤的B超诊断

1. 子宫肌瘤。有子宫肌瘤的子宫体明显增大，表面不平，一般情况下通过盆腔检查就能诊断出来。只有在临床上诊断不清，需要进一步确定肌瘤生长部位、数目、是否有继发病变，或需要与卵巢肿瘤做区分时，才做 B 超检查，以协助诊断。

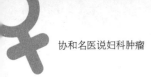

2. 子宫肌腺瘤。此肿瘤与子宫肌瘤不易区分。如果长了子宫肌腺瘤，B超检查会发现子宫肌层有不对称增厚的情况，且肌层内回声不均、有局限性突出。

3. 子宫内膜增生及癌前病变。B型超声检查能测量子宫内膜的厚度，从而可监测内膜病变，对绝经女性子宫内膜厚度的测量更有重要意义。绝经女性子宫内膜厚度一般情况下小于0.5厘米；如果大于0.5厘米，应进一步检查，以确定是否存在子宫内膜病变。

4. 子宫内膜癌。B超检查能诊断子宫内膜癌侵及肌层的深度以及是否累及宫颈管，这对于手术范围的选择、手术前是否附加放射治疗均有重要参考价值。

5. 葡萄胎。相较正常妊娠子宫异常增大，宫腔内充满大小不等的蜂窝状回声，是葡萄胎所特有的B超声像图。同时，宫内见不到胚胎，也没有胎心搏动。

卵巢肿瘤的B超诊断及筛查

B超检查能直观地诊断卵巢肿瘤的解剖部位、大小、形状、内部囊实性结构以及与邻近器官的关系，从而大大提高卵巢肿瘤术前诊断的准确率。

另外，绝大部分卵巢癌一经发现，已为临床晚期，故只有提高早期诊断率，才能提高卵巢癌患者的 5 年生存率。研究表明，应用 B 超普查可以检出相当一部分早期卵巢癌，还能检出良性肿瘤及交界性肿瘤。有些良性及交界性肿瘤会发展为恶性肿瘤，所以筛查对卵巢癌有重要的预防作用。

妇科内窥镜检查是怎么回事

内窥镜是用来检查腔道或内脏器官病变的一种仪器，一般由冷光源部、纤维导光部和镜部组成，可附有活检钳、电灼功能、切割器等。妇科常用的内窥镜有腹腔镜、宫腔镜及阴道镜。

腹腔镜检查

将腹腔镜从腹壁插入充气后的腹腔，能直接观察到内生殖器（如子宫、输卵管、卵巢等）病变部位、形态、大小、性质以及与周围组织的关系，还能穿刺肿块或取活组织检查以进一步确诊。近几年来，随着腹腔镜技术的不断发展，许多盆腔良性肿瘤可在腹腔镜下进行手术治疗。另外，一些早期妇科恶性

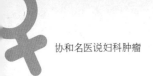

肿瘤也能通过腹腔镜完成手术治疗。比如，腹腔镜检查可代替卵巢癌手术后的第二次剖腹探查手术，以了解腹腔内有无肿瘤复发或转移，判断治疗效果。

宫腔镜检查

将宫腔镜通过子宫颈口插入宫腔，可观察宫腔内病变位置、大小、形态等，也可取活组织做病理检查。宫腔镜检查有利于诊断宫腔息肉、黏膜下子宫肌瘤、宫颈癌、子宫内膜腺癌、绒癌、残存葡萄胎等。

阴道镜检查

阴道镜检查是在强光源下用立体放大镜直接观察宫颈和下生殖道上皮的病变。以下患者应考虑进行阴道镜检查：宫颈涂片检查发现上皮细胞内瘤变或不典型上皮细胞的患者；接触性出血，宫颈中到重度糜烂、不对称糜烂、糜烂久治不愈，或肉眼看上去可能患癌的患者；下生殖道湿疣患者；外阴和阴道有可疑病变的患者；术前需了解阴道壁受累情况的早期宫颈癌患者；等等。

妇科肿瘤主要的治疗方法有哪些

手术治疗

手术治疗是妇科肿瘤主要的治疗方法之一。

良性妇科肿瘤如子宫肌瘤或卵巢囊肿，手术切除即可治愈。早期恶性肿瘤，手术可以切除干净，预后也比较好。而中晚期恶性肿瘤，手术很难切干净，必须辅以放射或化学药物治疗，以尽可能消灭癌细胞。子宫、卵巢和输卵管是解剖部位邻近、功能相互关联的器官，其中一个器官发生恶性肿瘤，常会影响到其他器官，所以有时要同时切除有关的其他器官。比如，手术治疗子宫体癌时常同时将卵巢切除，手术治疗卵巢癌时也常将子宫切除。

另外，由于大多数妇科恶性肿瘤易发生淋巴转移，为了将肿瘤切除干净，在切除肿瘤的同时，一般会进行区域性淋巴结清扫，以减少复发机会。

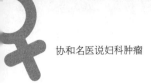

化学药物治疗

恶性肿瘤的化学药物治疗（又称化疗），是通过使用抗肿瘤药物抑制癌细胞的生长与增殖，从而达到杀死肿瘤细胞的目的。在妇科肿瘤中，恶性滋养细胞肿瘤已可依靠化疗达到根治的目的；对于卵巢癌，虽然仍以手术治疗为主，但化疗也是十分重要的辅助治疗措施，通过化疗可以将术后残存癌细胞消灭，防止肿瘤复发。

放射治疗

放射治疗是利用放射线照射癌细胞，从而达到消灭癌细胞或抑制癌细胞分裂、生长的目的。在妇科肿瘤中，宫颈癌及阴道癌一般都以放射治疗为主。对于某些恶性妇科肿瘤，术前、术后的放射治疗能够减少因手术操作而发生的癌细胞扩散，还能消灭手术未能完全切净的残存癌细胞。

免疫治疗

免疫治疗是近年来随着科学技术的发展而产生的一种新的治疗方法。其原理是在消除免疫抑制因子的基础上增强肿瘤的免疫排斥反应来治疗肿瘤。理论上讲，免疫治疗是一种理想的治疗方法。然而，它只能消灭经其他疗法治疗后残留下来的肿瘤细胞，对晚期肿瘤患者单纯进行免疫治疗往往疗效不佳。

针对妇科恶性肿瘤的化疗有哪些不良反应

化疗在妇科恶性肿瘤的治疗中占有重要地位。但是，大多数抗癌药物在抑制肿瘤细胞生长的同时往往也会对机体正常细胞造成一定损害。幸运的是，绝大多数不良反应都有一定规律，如果处理得当，可减少或防止并发症。具体来讲，化疗可导致的不良反应大致有如下几种。

造血功能障碍

主要表现为白细胞和血小板的减少。正常情况下，成人白细胞数量应大于 $4 \times 10^9/L$，血小板数量每立方毫米应在 10 万以上。绝大多数病人，白细胞下降后能在短期内自然恢复。如果用药剂量过大，病人对化疗药物超敏或骨髓已反复受抑制，则自然恢复较缓慢。

消化道反应

消化道反应主要表现为食欲不振、恶心、呕吐、口腔溃

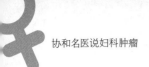

疡、腹痛、腹泻等。恶心、呕吐情况较重者，可吃止吐药，要多进食。若发生口腔溃疡，应保持口腔清洁，多饮水，以使咽部多活动而减少充血、水肿。腹痛、腹泻通常在停药后消失。

肝功能损伤

多数抗肿瘤药均在肝脏中进行代谢，因此用药剂量大时对肝脏有一定损害。肝功能受损主要表现为血清谷丙转氨酶升高。严重者可合并黄疸。停药后，肝功能自然恢复。肝功能未恢复正常时最好不要继续化疗，否则可能加重肝脏损伤。

皮肤损害

化疗药物常可导致皮疹、皮肤色素沉着。

脱发

这也是化疗常见反应之一。除头发外，腋毛、阴毛也可能脱落。一般不用进行特殊治疗。停药后，头发可重新长出。所以，不要为化疗导致的脱发而苦恼。

其他不良反应

某些抗肿瘤药物会导致心脏损害及肾功能损伤，所以在化疗过程中也应注意这些脏器的功能变化，以便及时处理。

为什么要定期做妇科检查

定期做妇科检查就是对妇科疾病进行筛查，意义是可尽早发现癌前病变或早期癌。

在我国，女性生殖器官恶性肿瘤是威胁女性生命最危险的疾病之一。宫颈癌更是居女性生殖器官恶性肿瘤发病率首位，多发生于 30 ～ 50 岁女性。子宫内膜癌及卵巢癌则多发生于中老年女性，特别是绝经前后的女性。

定期进行宫颈筛查，不仅有助于发现宫颈原位癌，还有助于发现宫颈癌前病变。由此，许多宫颈癌得以早期发现和及时治疗，宫颈癌的发病率和死亡率明显下降。

卵巢癌目前仍是妇科恶性肿瘤中致死率最高的恶性肿瘤。大部分患者确诊时已是晚期。提高卵巢癌患者的 5 年生存率的关键是早期诊断。所以，卵巢癌筛查极为重要。

总之，随着妇科定期普查的推广，晚期妇科恶性肿瘤的发病率逐年下降，早期癌越来越能得到及时诊断和治疗。因此，

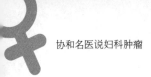
一定要定期做妇科检查。

妇科恶性肿瘤的放射治疗方法有哪些

目前较常用的妇科恶性肿瘤的放射治疗方法有以下几种。

远距离 γ 射线治疗

这就是人们通常所说的"外照射"。它用穿透性极强的射线照射机体内部肿瘤，对肿瘤细胞有较强的杀伤作用，是应用最广泛的一种放射治疗方法。

腔内或镭治疗

这是通常所称的"内照射"，最早被用于治疗宫颈癌。进行治疗时，将镭置于特制容器，并放到贴近肿瘤的部位以杀伤肿瘤细胞。

放射性同位素治疗

常用的放射性同位素是磷32。此方法对于卵巢癌手术后防止腹水的发生，或难以用手术切除的弥散性小病灶有一定疗效。

超高压治疗

即利用医用加速器进行治疗，治疗原理与远距离放射治疗相似。

深度X刀治疗

治疗原理与远距离放射治疗类似。

放射治疗可引起一系列不良反应。放疗后病人常会感到头痛、头晕、乏力、恶心、呕吐等，这些反应通常在病人停止放疗后即可消失。放射线还会抑制骨髓造血功能，导致白细胞及血小板减少。另外，照射局部会出现皮肤反应，如变红、脱皮、出现水泡、破溃等。妇科肿瘤的放疗常会影响膀胱，有时患者因此会出现尿多、尿痛，甚至血尿。有患者也可能发生放射性直肠炎，出现腹痛、腹泻、大便带血，甚至直肠—阴道瘘等并发症。

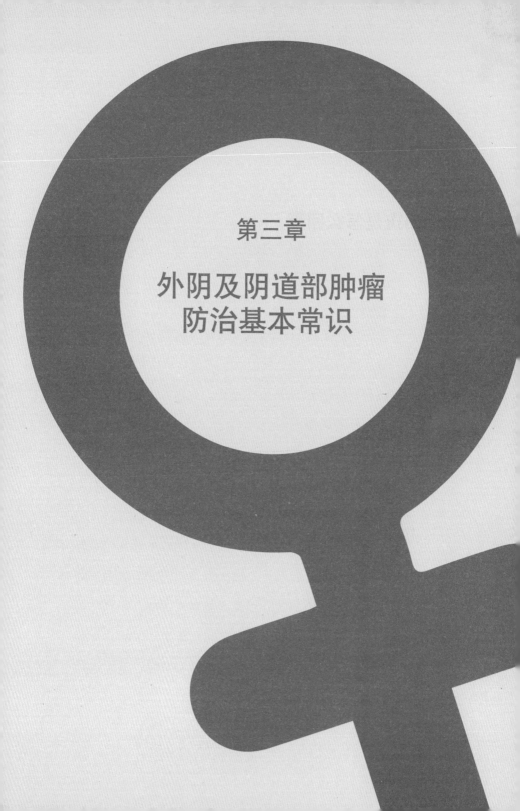

第三章

外阴及阴道部肿瘤
防治基本常识

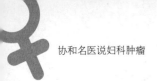

外阴白斑是怎么回事

外阴白斑是外阴黏膜上皮或表皮的增生性病变，中年或绝经后女性易患该病。外阴白斑多出现在小阴唇内外侧、阴蒂及大阴唇内侧。斑块看上去是白色或灰白色；表面角质化，粗糙、肥厚，甚至有裂纹；周围界线清楚，外形多不规则；可单发或多发。患处有明显瘙痒感。

外阴白斑的发病原因仍不十分清楚，可能与营养缺乏、创伤、慢性炎症刺激等有关。研究表明，外阴白斑中有10% ～ 50% 可发生癌变，所以有人将它称为外阴癌的癌前病变。治疗上一般考虑外阴局部切除。比较年轻的患者若切除外阴肯定会背负压力与痛苦，可暂不做手术，但要密切随诊，预防癌变。保守治疗方法是局部外用类固醇激素制剂，如氢化可的松软膏等，可缓解瘙痒症状。同时，可用维生素甲酸软膏或5- 氟尿嘧啶软膏治疗，以抑制瘤细胞的增殖与分裂，从而达到防止癌变的目的。

外阴硬化性萎缩是肿瘤吗

外阴硬化性萎缩（简称"外阴硬萎"）是一种外阴营养障碍性疾病，可发生于任何年龄的女性。40 ~ 60 岁的女性更易患此病。此病主要症状是外阴局部瘙痒，晚期可出现性交困难。容易发生病变的部位主要是外阴皮肤、黏膜，肛门周围皮肤，阴蒂包皮，小阴唇及会阴后联合处。病变主要表现为外阴皮肤或黏膜变白、变薄，失去正常弹性；阴蒂萎缩、粘连；小阴唇变平甚至消失。晚期患者可出现阴道口挛缩、狭窄。

外阴硬萎与外阴白斑属于两种不同类型的外阴白色病变。前者可认为是外阴良性病变，而后者多是癌前病变，故这两种病变不能混为一谈。外阴硬萎可能与遗传或内分泌有一定关系，也有人认为它是一种自身免疫性疾病。

治疗外阴硬萎，一般用类固醇激素（如氢化可的松软膏）配合维生素 A 软膏，在发病处涂抹可以减轻瘙痒及软化局部皮肤。虽然外阴硬萎为良性病变，但是若治疗效果不

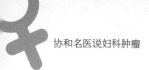

好，病变持续加重，尤其是出现反复溃烂的情况，也应警惕癌变的可能。医学上认为，外阴硬萎发展为外阴癌的概率小于 5%，一旦发生癌变，需尽快施行单纯外阴切除术。

外阴白癜风与外阴白斑有什么不同

白癜风是一种后天性皮肤色素缺乏症，多为家族遗传，可在全身任何部位的皮肤出现。外阴皮肤也会出现白癜风，而且还是好发部位之一。

白癜风多发生于大阴唇或小阴唇上。白癜风如出现在大阴唇上部，那么阴毛也会变为白色。白癜风的特点是颜色为乳白色，斑块形状及大小各不相同，边界十分清楚。外阴白癜风没有痛、痒等不适感，而且神经系统、皮肤分泌功能均不受影响。

外阴白癜风不存在发展为其他疾病的可能，一般不需要进行特殊治疗。而外阴白斑在医学上被认为是癌前病变，需尽早治疗。

什么是白塞综合征

白塞综合征又称"眼—口—生殖器三联综合征"，具体表现为反复的口腔及生殖器溃疡、眼部炎症等。生殖器溃疡主要出现在外阴部，可单发或多发，与一般的外阴溃疡相似，但起病较急，且经常复发。生殖器溃疡是白塞病的一个发展阶段。口腔溃疡可以出现在口腔的多个部位。眼部炎症多表现为虹膜睫状体炎、角膜炎等。

白塞综合征的发病原因仍不十分清楚，有可能与内分泌失调、变态反应、病毒感染有关，也有人认为这是一种自身免疫性疾病。

对白塞综合征的治疗，建议在改善全身状况的同时，在患处进行对症治疗。溃疡急性发作的时期，可以使用皮质类固醇激素以缓解不适症状，还可在患处涂复方新霉素软膏、硝酸银软膏、冰硼散等。对于口腔溃疡，可适当补充维生素 B_2 等药物。

外阴良性肿瘤有哪些

外阴良性肿瘤较少见，主要有乳头瘤、纤维瘤、脂肪瘤、汗腺瘤、尖锐湿疣、血管瘤等。

乳头瘤

乳头瘤一般长在大阴唇外侧，多为单发，表面常有小乳头突起，质地略硬，生长缓慢，无特殊感觉。少数可继发恶性病变。主要治疗方法是手术切除。

纤维瘤

纤维瘤一般长在大阴唇的皮肤表层或深层，可逐渐长大，可能生长为悬挂于大阴唇的带蒂的实性肿瘤。患者的外阴部可能会有不适感。主要治疗方法是沿着肿瘤根部进行手术切除。

脂肪瘤

脂肪瘤一般生长于大阴唇或阴阜，发展缓慢。病人除感到有一个柔软的肿块外，没有其他不适。恶变可能性很小。治疗上做局部的肿块切除即可。

汗腺瘤

汗腺瘤多长在大阴唇和会阴部，一般大小只有 1～2 厘米，往往是结节状的，质地较为坚实。该肿瘤生长缓慢，一般不会导致不适，容易被病人忽视。极少数病人可能发生恶性病变，所以还是尽快通过手术切除。

尖锐湿疣

尖锐湿疣因人乳头瘤病毒感染而发生，发病率逐年增高，是目前最常见的性传播疾病之一，常出现在外阴、阴道口、阴道、会阴、肛门、宫颈等皮肤黏膜湿润的地方，一开始往往是细小、淡红色的丘疹，之后可能逐渐增大甚至长成乳头状或菜花样突起。患者会有瘙痒不适的感觉，还可伴有白带增多。治疗方法主要有液氮冷冻治疗、二氧化碳激光治疗、电烙手术切除等。另外，全身应用干扰素治疗可以增强机体抵抗力，对于减少该病复发有一定作用。

血管瘤

血管瘤常出现在大阴唇或阴阜部，看上去像小红血管痣或蓝、红海绵状肿物，质地柔软，边界不清楚。外阴部血管非常丰富，一旦受伤破裂可能发生大出血。治疗方法是在患处注射硬化剂（如无水酒精），或者手术切除。

如何处理外阴黑痣

身体任何部位的皮肤都可能长黑痣。同样，女性的外阴部也可能长黑痣。女性外阴的黑色素痣有可能因为慢性刺激、外伤等发生恶变，发展成为外阴恶性黑色素瘤。

外阴黑痣一旦发生恶变，恶性程度极高，容易发生广泛转移，预后不佳。一旦外阴部长了黑痣，要避免搔、抓、刺、拔毛、修剪等刺激，要定期到医院进行检查。如果黑痣逐渐增大，颜色变深，上面的毛发自然脱落，无缘无故出现疼痛不适，有渗出、变粗糙，甚至发生溃疡，伴有淋巴结肿大，均说明有恶变可能，应该及早切除，同时做病理检查。

临床上有人主张，凡有外阴黑痣者，均应预防性切除，以防恶变。

外阴癌的常见症状及治疗

外阴癌占女性生殖器官恶性肿瘤的 3% ～ 5%，主要是原发性鳞状上皮癌，继发的恶性肿瘤比较少见。

外阴癌有哪些常见症状

外阴癌常发生于绝经女性，多发生在大阴唇、小阴唇、阴道前庭、阴蒂等部位。常见症状是外阴瘙痒、疼痛、有肿块。外阴瘙痒常常持续时间较长，在患者确诊之前，外阴瘙痒可能已经持续了 5 ～ 20 年。外阴瘙痒与外阴癌的前驱疾病有关，比如外阴白斑、外阴硬萎等。如发生癌变，患处会出现硬的肿块或像菜花一样质地较脆的肿块。如果肿块迅速变大，会侵犯肛门、直肠和膀胱。外阴癌极易经淋巴发生转移，外阴癌发生转移后，患者一侧或双侧腹股沟会有淋巴结肿大。

外阴癌常常长在身体表面，比较容易被发现，但有些病人就诊时病变已接近晚期。究其原因，一方面是病人多为老年女性，羞于进行妇科检查；另一方面是早期症状不明显，有时难

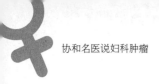

辨良、恶。一旦发现异常，应及时就医。

怎样治疗外阴癌

外阴癌以手术治疗为主。传统的手术方法是广泛性全外阴根治术及腹股沟淋巴结清扫术，有时还会附加盆腔淋巴结清扫术。长期以来，这种传统的手术方法被普遍应用于各种不同程度和不同病理类型的外阴癌，也取得了比较好的治疗效果。然而，由于这种手术方法切除范围比较大，所以对患者以后的性生活及心理影响比较大。后来，有不少学者进行了更为深入的研究，希望在手术方法上有所改进。

北京协和医院现在所采用的手术方式是通过会阴切口和两侧腹股沟切口进行可保留大隐静脉及其属支的外阴癌根治术。在得到根治的同时，患者术后伤口愈合良好，下肢淋巴水肿等并发症明显减少甚至消失。

对于腹股沟深部的淋巴结有转移的患者，目前一般不进行盆腔淋巴结切除，而是术后辅助放疗。以前放疗对外阴癌的治疗效果不明显，但随着技术的改进，放疗越来越受到重视。盆腔淋巴结有转移的患者，可以在术后补充盆腔外放射治疗，术后复发的患者也可以进行外放射治疗。

外阴癌的诱发因素有哪些

外阴癌多为鳞状上皮癌，占外阴恶性肿瘤的80%左右。其他较少见的外阴癌有外阴黑色素瘤、腺癌、基底细胞癌等。外阴癌的确切病因尚不十分清楚，但可能与以下因素有关。

1.人乳头瘤病毒感染。这种病毒的感染与外阴癌以及外阴癌的前期病变有着密切的关系。

2.慢性外阴营养障碍性疾病。比如，外阴硬萎久治不愈的患者，尤其是一些反复并发外阴溃疡的患者，应警惕癌变的可能。而且，外阴白斑常被认为是癌前病变。

3.性病。梅毒、尖锐湿疣、淋巴肉芽肿等都与外阴癌的发病有一定关系。

4.外阴卫生状况不好、长期慢性炎症刺激。这都可能导致外阴癌的发生。

5.过早绝经或内分泌失调。这类女性患外阴癌的可能性较大。

6.合并某些内科疾病（如高血压、糖尿病、肥胖等）。这类妇科疾病患者相对更易发生外阴癌。

虽然外阴癌的发病率不高，仅占全身恶性肿瘤的1%，但一旦发生将严重危及患者的身心健康，所以应该进行积极预防。

外阴巴氏腺囊肿是肿瘤吗

外阴巴氏腺囊肿又称前庭大腺囊肿。由于特殊的位置和结构，在性生活和分娩的过程中，或发生其他污染时，前庭大腺容易因为细菌感染而发生炎症，我们称其为前庭大腺炎。如果前庭大腺同时发生腺管阻塞，导致分泌物积聚，就会形成前庭大腺囊肿。之后，如果感染没有得到及时控制，导致炎症加重，进而可能会形成前庭大腺脓囊肿。

前庭大腺囊肿常常出现在一侧，大小不等，可保持数年不增大。囊肿如果比较小，没有发生感染，没有导致病人产生不适，常常在妇科检查时被发现。囊肿如果比较大，则可能导致外阴坠胀或性交不适。前庭大腺囊肿虽然是在外阴部可以摸到的囊性肿物，但并不是肿瘤，属于外阴炎症。治疗方法以手术治疗为主，如前庭大腺囊肿切开造口术。这种手术相对简单，给患者造成的损伤很小，术后腺体功能还可以恢复。近年来随着生物技术的发展，还可以采取二氧化碳激光囊肿造口术治疗此病。这种手术的好处是，术后不需要用线缝合，出血少，不会留下瘢痕，腺体功能不会受到损伤。

什么是阴道腺病

　　正常的阴道壁和宫颈鳞状上皮一般没有腺体。阴道腺病指阴道壁和宫颈的表面或黏膜下的结缔组织出现了不该出现的腺上皮或腺黏液分泌物。一般认为，阴道腺病的发生与下列因素有关。

　　1. 患者还是胚胎时的 8 ~ 18 周期间，患者的母亲过量使用合成雌激素，使得患者生殖道的发育受到了干扰。

　　2. 在青春期，卵巢开始产生雌激素后可能会促进阴道腺病的发生。

　　3. 长期的碱性阴道环境，也会诱发该病的发生。

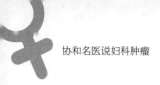

4.滴虫或霉菌性阴道炎症，会导致潜伏的阴道腺病出现临床症状。

阴道腺病通常没有症状，但如果病变范围比较广，可能会有白带增多、出现带血分泌物、阴道有灼热感、性生活疼痛、同房后出血等症状。一般来说，这种疾病是良性病变，只在极少数情况下会恶变为腺癌。阴道腺病患者要定期进行相关检查。

可从以下几方面入手预防与处理阴道腺病。

1.孕妇妊娠早期避免过量使用合成雌激素，以防所生女婴在长大后患阴道腺病。

2.在孕期使用过雌激素的母亲所生的女婴出生后要定期进行相关检查。

3.没有症状的良性阴道腺病患者不需要治疗，但应定期复查。

4.可以使用冲洗外阴、坐浴等方法，增加阴道内的酸度，以帮助病灶自然愈合。

5.如果阴道腺病已发生癌变，应按阴道恶性肿瘤的处理原则进行治疗。

患了阴道囊肿怎么办

临床上常能遇到患阴道囊肿的病人。因为起源不同，阴道囊肿可分为以下 3 种。

中肾管及副中肾管囊肿

来源于胚胎时期原始结构的残迹。因上皮生长，分泌物潴留，而扩张形成囊肿。

包涵囊肿

分娩时阴道发生撕裂伤后，或进行阴道缝合手术时，阴道黏膜进入伤口深处，之后继续增生、脱屑、液化而形成囊肿。

尿道上皮囊肿

在胚胎发育过程中，有部分向尿道上皮分化的细胞残留下来，此后继续增长形成囊肿。

以上 3 种阴道囊肿都属于类似肿瘤的疾病，但都不是真

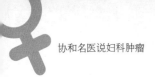

正的肿瘤，可以生长在阴道的任何部位。一般情况下这些囊
肿的体积都比较小，患者往往没有明显的症状，不需要进行
特殊治疗。如果囊肿越来越大，影响了性生活，或囊肿延伸
到膀胱、阴道之间，引起尿急、尿频、排尿困难等症状，应
通过手术进行剥除，但手术中容易损伤尿道或膀胱。如果囊
肿太大，长在阴道穹窿深部，也需手术处理。在妊娠期发现
阴道囊肿，可暂不处理，临产后先严格消毒再刺破囊肿，从
而帮助胎儿顺利娩出。产后若时机合适，再通过手术切除
囊肿。

怎样治疗阴道癌

　　阴道癌是一种少见的阴道恶性肿瘤，分为原发性和继发性
两种。继发性阴道癌比较多见，主要是鳞状上皮癌，一般由邻
近的子宫颈、外阴、直肠等处的恶性肿瘤转移而来。

　　阴道癌的主要症状较多，包括阴道不规则出血、性交后
出血、绝经后出血，白带增多，出现水样、血性分泌物等，还
可伴有恶臭。随着病情发展，患者还会出现腰痛、腹痛，大小

便障碍，如尿频、尿血、尿痛、便血、便秘等。严重者可能出现膀胱—阴道瘘或直肠—阴道瘘。晚期患者还会出现肾功能障碍、贫血及其他继发症状，比如肺转移、身体表面淋巴结转移等。阴道局部患处有乳头状或菜花样肿物，这是最为多见的。另外，可能会有溃疡状或浸润型癌变。由于正常的阴道壁有很多皱襞，所以小的肿物很难发现。

阴道癌的治疗方法主要有以下几种。

手术治疗

为了尽可能保障病人术后的生活质量，阴道癌手术多偏于保守。对于阴道穹窿部原位癌，可以做单纯子宫切除加阴道部分切除手术。对于穹窿部浸润癌病变范围不广泛、浸润程度不深的早期病例，可以做广泛子宫、部分阴道切除手术及盆腔淋巴清扫手术。对于阴道下段的早期病变，可以单纯切除下段阴道，也可同时切除外阴及腹股沟淋巴结。对于癌症侵袭范围已经很广的患者，常需要做根治性手术——又称盆腔脏器切除术，这是一种很残酷的手术，目的是以牺牲生活质量为代价换取更长的存活时间。要将患者的膀胱和直肠都切除，然后在其腹部做假肛，同时进行膀胱再造（尿液也需要从腹部排出）。此手术过程十分复杂，由于术后并发症较多，

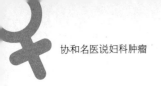

患者常常难以接受。

放射治疗

由于阴道癌对放射线很敏感，所以绝大多数阴道癌都可进行放射治疗。由于阴道与直肠、膀胱比较近，所以放疗时放射剂量的选择很有讲究。

化疗

化疗对阴道鳞状上皮癌有一定疗效，可以作为综合治疗的一种方法，但单纯化疗对阴道癌而言效果较差。

什么是阴道葡萄状肉瘤

阴道葡萄状肉瘤又称胚胎横纹肌肉瘤，是一种很少见的恶性肿瘤。5 岁以内的幼儿患者占所有患者的 85%，少数患者是青春期少女。患儿在哭闹、小便、咳嗽时，可出现阴道流血。肿瘤常常长在阴道下 2/3 前壁，外观呈粉红色，看上去像一块带蒂的息肉，远端膨大像葡萄。大的肿瘤甚至可以充满整个阴道，有时还会突出至阴道口外面。

肿瘤常常在早期就会侵袭膀胱和尿道，导致尿频、尿痛，甚至血尿和排尿困难。晚期会有身体其他部位（如淋巴结、肺、肝等）的转移。该肿瘤的主要特点是恶性程度高，患者发病年龄小。一旦发现婴幼儿阴道出血，尤其是有肉块状物体突出阴道时，应及时带其就医，必要时医生会取活组织做病理检查。

由于化疗及放疗对阴道葡萄状肉瘤的治疗效果均不佳，所以建议做广泛性手术切除。广泛性子宫及阴道切除术对幼女来说难以进行，而且对患者正常结构的破坏太大，所以对病变局限的小患者，可以单纯行肿瘤切除术，手术后再进行放疗或化疗，尽量防止复发。

女性哪些不适可能与妇科癌症有关

女性身体的某些不适，往往是妇科癌症的早期信号。

乳房压痛

如果按压乳房某一部位时感到疼痛，并且疼痛点有小的硬块，应警惕乳房肿瘤。

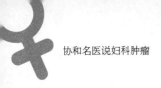

乳头溢液、溢血

如果挤压乳房时有乳汁流出，应警惕脑垂体微腺瘤的可能；有血性分泌物流出，可能是乳腺癌的早期征兆。

不易治愈的外阴瘙痒

如果有不易治愈的外阴瘙痒、烧灼感、溃疡、流血、结节、肿块等，应警惕外阴鳞状细胞癌的可能。

外阴黑痣

如果小阴唇或阴蒂有隆起的病灶，且病灶有色素沉着、结节、表面有溃疡、出血等，并伴有瘙痒，应警惕外阴恶性黑色素瘤。

绝经后子宫肌瘤突然增大

肌瘤在短时间内迅速增大，或伴有不规则出血，应考虑癌变的可能性。

阴道不规则出血伴排液

阴道不规则出血（量可不多），伴排液甚至排脓血性液体，应警惕子宫内膜癌。

下腹隆起

如果在仰卧时发现下腹明显隆起，用手掌按压、触摸时明显感觉有块状物且有坚实感，应警惕卵巢肿瘤的可能。

非月经期或性交后出血

常常是宫颈癌或阴道肿瘤的早期信号，即使是极少量出血，也应高度重视。

绝经后出血

绝经后出血、接触性出血，应警惕宫颈癌、阴道恶性肿瘤、子宫肿瘤等。

阴道排液

输卵管癌患者大多有阴道异常流水的现象。宫颈癌、子宫体癌的早期症状也包括阴道有流水样分泌物。此外，子宫内膜炎症也可出现阴道水样或浆液性排液。

如果出现上述症状，应及时到医院进行检查。癌症的最终确诊，要依靠活组织病理检查。

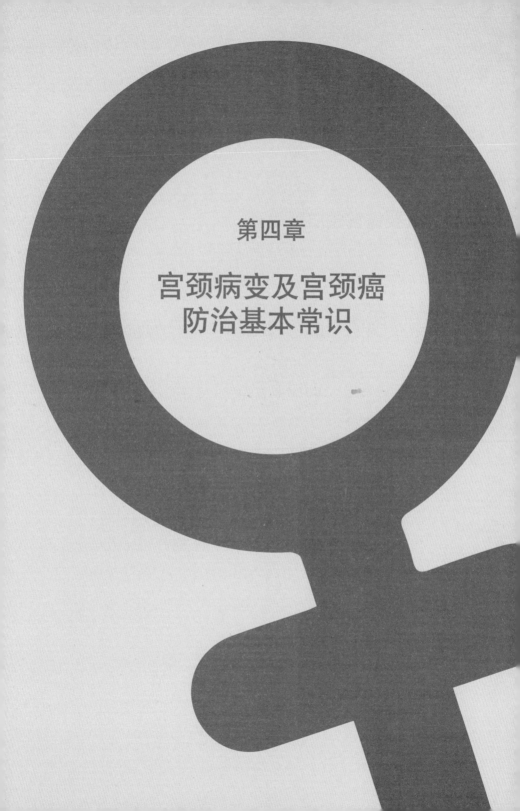

第四章

宫颈病变及宫颈癌
防治基本常识

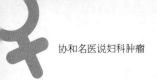

为什么要做宫颈防癌检查

　　发生在女性子宫颈部的宫颈癌，是仅次于乳腺癌的危害女性健康的第二大恶性肿瘤。患者相对较年轻是宫颈癌的最大特点之一。

　　目前，欧美发达国家晚期宫颈癌患者越来越少，原因有二：一是病因明确，二是宫颈癌筛查系统的建立。已经证实，高危型人乳头瘤病毒（HPV）感染与宫颈癌之间有明确的因果关系。

　　宫颈癌是一种感染性疾病，而且有比较长的癌前病变过程（5 ～ 10 年），我们有机会在癌前病变阶段或者癌症早期进行干预和治疗。也就是说，宫颈癌是可以预防、可以治疗甚至可以治愈的肿瘤，关键在于早发现和早治疗。因此，成年女性要定期进行宫颈防癌筛查。

　　一般认为，女性开始宫颈防癌筛查的时间是首次性生活之后 3 年左右，但不应晚于 21 岁。

一般而言，传统巴氏细胞学涂片检查可每年做一次，液基薄层细胞学检查（TCT）可每两年做一次。大于 30 岁的女性，连续 3 次宫颈癌筛查正常，之后可 2 ～ 3 年筛查一次。超过 65 岁的女性，若过去连续三次宫颈癌筛查（最近一次筛查在 5 年之内）没有发现问题，可停止筛查。但是，之前有过宫颈高级癌前病变者即使超过 65 岁仍要定期筛查。

怎么看宫颈刮片检查结果

宫颈刮片是发现早期宫颈癌的传统方法，简单易行，准确率可达 95%。目前，很多基层医院仍然通过宫颈刮片检查进行宫颈癌筛查。

宫颈刮片检查的过程大体是这样的：用一次性木制或竹制刮板在宫颈癌的好发部位（即宫颈外口部位）轻轻刮取一圈，接着将取得的标本涂在玻璃片上并加入特殊的固定液，然后用特殊的颜料对细胞进行染色（巴氏染色）并将其晾干，最后加上盖玻片并在显微镜下观察。宫颈正常上皮细胞、增生上皮细胞和癌细胞形态是不一样的。

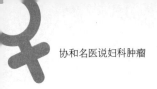

　　根据细胞染色后的形态和特征，检查结果按巴氏五级进行分类，即巴氏Ⅰ级、巴氏Ⅱ级、巴氏Ⅲ级、巴氏Ⅳ级、巴氏Ⅴ级。不同级别相对应的检查结果如下。

　　巴氏Ⅰ级：正常。涂片中没有不正常细胞。

　　巴氏Ⅱ级：炎症。涂片中细胞有异形改变。

　　巴氏Ⅲ级：可疑癌。涂片中的可疑癌细胞有核异质改变，需要进一步检查。

　　巴氏Ⅳ级：高度可疑癌。涂片中有恶性改变的细胞，但涂片中癌细胞量较少。

　　巴氏Ⅴ级：癌症。涂片中细胞具有典型癌细胞的特性且量较多。

　　大多数女性的刮片检查结果是巴氏Ⅰ级或Ⅱ级。

　　检查结果为巴氏Ⅲ级者应复查，并要根据情况在复查前做必要的处理（如抗炎治疗、停用长期服用的避孕药等）。

　　检查结果为巴氏Ⅳ甚至Ⅴ级者，应做多点活检，并根据病理检查结果确定进一步的治疗方案。

人乳头瘤病毒是怎么回事

随着医学科学的发展，病毒感染与肿瘤的关系受到广泛重视。比如，人乳头瘤病毒（HPV）与宫颈癌的关系已经明确。通过检测HPV，可以提前预防、早期发现、早期治疗宫颈癌。

到目前为止，人类已经发现100多种不同类型的人乳头瘤病毒，其中很多种可以通过生殖道黏膜感染。依据人乳头瘤病毒与癌瘤的关系，可在肛门、生殖器发生感染的人乳头瘤病毒分为低危型、中危型、高危型三种。

低危型人乳头瘤病毒常可导致良性病变，如HPV6、HPV11等；中危型人乳头瘤病毒常可导致中度不典型增生病变；高危型人乳头瘤病毒常可导致重度不典型增生病变甚至癌变，如HPV16、HPV18等。

可以这样认为，性生活、分娩、某些避孕方式、吸烟等均可增加人乳头瘤病毒感染的风险，从而可增加宫颈癌的发病危险。

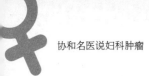

怎样看TCT报告单

TCT 就是液基薄层细胞学检测，其结果具体包括正常（这样的比例不多）、良性反应性改变（通常因宫颈普通炎症引起）、意义不明的非典型鳞状细胞（ASCUS）、鳞状上皮内低度病变（LSIL）、鳞状上皮内高度病变（HSIL）、鳞状细胞癌（SCC）、非典型腺细胞（AGC）等几种情况。

那么，如何面对 TCT 的结果呢？这当然是医生的工作，但患者也应了解。

对于报告为正常者，一般定期复查即可，通常每年要复查一次。有时医生高度怀疑宫颈有病变，但 TCT 结果正常，医生可能要求再次检查。

对于良性反应性改变，通常建议治疗炎症后 3 个月至半年后复查。

对于意义不明的非典型鳞状细胞（ASCUS），有两种方案可选择。一种方案是先检测人乳头瘤病毒（HPV），结果如为阳性，则进一步做阴道镜检查；结果如为阴性，则 3 个月至半年后复查。另一种方案是直接于 3 个月至半年后复查。

对于鳞状上皮内低度病变（LSIL）和鳞状上皮内高度病变（HSIL），一般都要立即进行阴道镜检查。

对于鳞状细胞癌（SCC）和非典型腺细胞（AGC），要进一步检查。

需要注意的是，TCT 毕竟只是筛查，要做进一步的诊断还需做阴道镜活检或者宫颈锥切。而且，通过 TCT 发现的宫颈癌，绝大多数是早期的，处于可以控制的阶段。如果在宫颈上直接可以看到病变，医生通常不建议再做 TCT，而是建议直接做活检。

生殖道人乳头瘤病毒感染与哪些因素有关

生殖道通常是通过性接触感染人乳头瘤病毒的。比如，对一对夫妻来说，若丈夫阴茎上有 HPV，妻子的宫颈感染 HPV 的危险会增加 9 倍。此外，直接的皮肤接触和母婴传播也可导致感染。

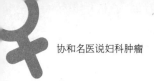

总的来讲，HPV 感染与下列因素有关。

年龄

女性宫颈感染 HPV 的高峰年龄段是 15 ～ 25 岁。有文献报告，育龄女性 HPV 感染率为 5% ～ 50%，大于 30 岁的女性 HPV 感染率相对较低，但近年有明显增长。

性行为

性行为与 HPV 感染的因果关系是肯定的，而且多个性伴侣更加危险。比如，仅有 1 个性伴侣的女性感染率为 17% ～ 21%，有 5 个以上性伴侣的女性感染率高达 69% ～ 83%。另外，开始性生活的时间越早，HPV 感染率越高。

当然，HPV 也可以通过不干净的洁具和寝具传染，但这种可能性很小。

什么是宫颈病变

宫颈病变是一个尚未界定的、比较泛化的概念，它有广义和狭义之分。广义的宫颈病变指在宫颈区域发生的各种病变，比如炎症、损伤、肿瘤（以及癌前病变）、畸形、子宫内膜异位症等；狭义的宫颈病变是从妇科肿瘤角度而言的宫颈病变——宫颈上皮内瘤变（CIN），具体包括各种类型的宫颈非典型增生和宫颈原位癌。鉴于人乳头瘤病毒感染的危险性，有人主张将 HPV 感染也归入其中。

宫颈病变是妇科常见病，最严重的情况当然是宫颈癌。从宫颈的癌前病变发展为宫颈癌，大约需要 10 年时间。因此，宫颈癌是一种可预防、可治愈的疾病，关键是要进行筛查，防患于未然。早期宫颈癌的治愈率超过 90%。

什么情况下宫颈容易发生病变

一般认为，有下列情况者发生宫颈病变的危险性较高。

1. 有多个性伴，或性伴有多个性伴。

2. 开始性生活的时间过早。

3. 性伴的性伴患有宫颈癌。

4. 曾经患有或正患有生殖道人乳头瘤病毒感染。

5. 已经感染人类免疫缺陷病毒（HIV）。

6. 患有其他性传播疾病。

7. 正在接受免疫抑制剂治疗。

8. 吸烟、吸毒。

9. 有宫颈病变、宫颈癌、子宫内膜癌、阴道癌、外阴癌等病史。

实际上，高危型人乳头瘤病毒感染很常见。有资料显示，40% 的女性在其一生的某个时期可能感染 HPV。幸运的是，通常 80% 感染 HPV 的女性都会通过自身的免疫系统在 8 个月以内将病毒清除。但是，如果反复、大量接触病毒或者免疫功能下降，则有可能发生宫颈病变甚至宫颈癌。

因此，有上述情况的女性应定期接受筛查，并根据筛查结果进行处理。

为什么要重视宫颈病变

宫颈上皮内瘤变（CIN），即狭义的宫颈病变。从妇科肿瘤的角度看，CIN 有双向发展的可能性。

依据非典型增生的程度，CIN 可分为 CIN1、CIN2、CIN3

三个级别。CIN 总体有约 20% 会发展为子宫颈癌。我们很难预测所有患者的结局，所有 CIN 都有进一步向恶性发展的危险性。CIN1、CIN2 和 CIN3 发展为肿瘤的可能性分别为 15%、30% 和 45%，CIN1 或 CIN2 甚至可以直接发展为浸润癌，而不经过 CIN3（包括宫颈原位癌）阶段。有一些宫颈病变不经治疗可自然消退或逆转，但这种可能性极小，因此不能心存侥幸。有 CIN 的人患原位癌的概率是正常人的 20 倍，患浸润癌的概率为正常人的 7 倍，这就是对 CIN 予以重视的原因。

宫颈上皮内瘤变1级（CIN1）怎么处理

　　宫颈上皮内瘤变 1 级（CIN1）属于程度相对较轻的宫颈癌前病变，50% 可以自然恢复正常，另 50% 会发展成 CIN2 甚至 CIN3。那么，CIN1 该如何处理呢？

　　首先，要知道 TCT 结果。TCT 结果可以简单分为 3 大类。

　　1. 大致正常。具体指未发现恶性细胞、良性反应性改变、炎症等。

　　2. 细胞学的低级别病变。具体包括意义不明的非典型鳞状细胞（ASCUS）、非典型鳞状细胞倾向高度病变（ASC-H）、鳞状上皮内低度病变（LSIL）等。

3. 细胞学的高级别病变。比如鳞状上皮内高度病变（HSIL）、鳞状细胞癌（SCC）、腺癌等。

其次，要知道阴道镜检查是否满意。

1. 满意。也即，宫颈柱状上皮和宫颈鳞状上皮交界的部位（称为移行带，是最容易发生宫颈癌前病变的部位）被医生看到，而且医生在此部位取了活体组织做病理检查。那么，我们可以假设，宫颈不会存在比 CIN1 更重的病变。

2. 不满意。也即，医生没有看到移行带，也没有做活检。那么，我们就要怀疑，宫颈上可能存在比 CIN1 更重的病变。

最后，要了解各种治疗方法的优点和缺点。

1. 随诊观察。其实就是不治疗，只需定期复查。

2. 物理治疗。具体包括冷冻治疗、激光治疗、电烙治疗、射频治疗、冷凝治疗等。优点是操作简单，门诊即可操作。缺点是不能得到组织标本。

3. 手术治疗。也即，锥切一部分宫颈组织。优点是能够得到标本做进一步检查，以发现可能存在的更严重的病变。缺点是创伤稍大，需要住院。

有了这些信息，我们就可以选择针对 CIN1 的处理方案了。

　　如果细胞学检查和阴道镜检查结果相符合，那么治疗方法主要取决于合并的症状。如果合并同房后出血、宫颈糜烂，可以进行物理治疗，比如宫颈激光治疗；如果没有合并症状，仅仅是常规体检发现宫颈有问题，定期复查即可。

　　如果细胞学检查和阴道镜检查结果不符，若阴道镜检查不满意，那最好做宫颈锥切；若阴道镜检查满意，但合并宫颈糜烂、同房后出血等，可以做宫颈激光治疗。当然，在阴道镜检查满意的情况下，如果没有症状或者宫颈光滑，定期复查即可。

宫颈上皮内瘤变2级（CIN2）怎么处理

　　一般而言，对于宫颈上皮内瘤变 2 级（CIN2），做宫颈激光治疗或者行高频电刀宫颈环形电切术（LEEP）都是可以的。但在选择治疗方式时，有一点必须明确，那就是阴道镜检查结果是否满意。

　　如果阴道镜检查结果满意，可以做宫颈激光治疗，对病变部位进行烧灼破坏就可以了；如果阴道镜检查结果不满意，需

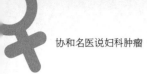

要切除部分宫颈并做病理检查，也就是要做宫颈锥切。

宫颈锥切的方法有多种，比如冷刀锥切、普通电刀锥切和宫颈 LEEP 等。目前认为，对于需要切除部分宫颈进行诊断和治疗的 CIN2，LEEP 是最合适的手术方式，因为患者损伤小、恢复快。但是对于 CIN3，一般推荐宫颈冷刀锥切。

哪些人需要做阴道镜检查

有以下情况的患者应考虑进行阴道镜检查。

1. 宫颈刮片细胞学检查结果为巴氏 3 级或者以上，或者液基薄层细胞学检查发现非典型鳞状上皮细胞及以上病变和（或）高危型 HPV- DNA 检测阳性。

2. 有接触性出血，但肉眼观察宫颈无明显病变。

3. 肉眼观察有可疑癌变。

4. 怀疑有下生殖道尖锐湿疣。

5. 怀疑有阴道腺病、阴道恶性肿瘤。

6. 宫颈、阴道及外阴病变治疗后，进行复查和评估时。

阴道镜检查前需要做宫颈刮片检查或者 TCT，并且需确认没有阴道毛滴虫、念珠菌、淋菌等感染。阴道镜检查前 24 小时内不可过性生活，不能做阴道冲洗和妇科检查。

对于在阴道镜下钳取了活体组织送病理检查的病人，有时为了止血的需要，医生会放置带线的纱球，患者可在 6 小时后自行取出。如果一直感觉阴道有血流出且血量大于最大月经量时，或者取出纱布后仍有大量出血，应及时到医院就诊。

做宫颈活检应注意哪些问题

宫颈活检就是对子宫颈的活体组织进行检查，即从宫颈上取一块或几块米粒大小的组织做病理检查，以确定宫颈疾病的性质。一般是在怀疑宫颈有癌变、宫颈刮片有可疑癌细胞、怀疑宫颈有特异性炎症（如宫颈结核）等情况下，医生才会建议做这种检查。

做宫颈活检应注意以下几点。

1. 月经前 1 周及月经期最好不做活检，以防出血及增加感染机会。

2. 应事先检查阴道清洁度，确定没有阴道炎方可进行活检。

3. 避免盲目活检，应在碘染色下对不着色的区域进行多点活检。除非宫颈有肉眼可见的病变，否则最好在阴道镜的帮助下进行活检，以提高诊断准确率。

4. 因活检部位可能会有少量出血，故宫颈活检后 1 ～ 2 周内要避免性生活、阴道灌洗、坐浴等。当活检后阴道出血较多时（多于月经量），应到医院进行检查及治疗。

什么是宫颈环形电切

宫颈环形电切（LEEP）是宫颈锥切的一种。这种方法通过低电压、高电流、细小的环形电刀切除宫颈病变。可在门诊进行这种手术。此手术可以提供标本进行病理学检查。此手术简便易行，是宫颈病变安全有效的诊治方法。

在施行宫颈环形电切手术之前，可进行阴道镜检查，并且事先要将特殊的溶液涂于宫颈，以使宫颈病变部位更明显。此手术应在患者局部麻醉后进行。

宫颈环形电切是治疗 CIN2 的最佳方法。

哪些人不宜做宫颈环形电切

宫颈环形电切术有很多优点，但并不是所有的宫颈病变患者都可以进行这种手术。

一般来说，这种手术的指征与宫颈冷冻治疗、激光治疗的指征类似。孕妇、宫颈解剖结构异常者、宫颈腺癌或宫颈原位腺癌患者、阴道炎患者不适合宫颈环形电切。

什么是宫颈锥切

宫颈锥切即宫颈锥形切除术，是妇产科切除子宫颈病变的一种手术，也就是由外向内圆锥形切除一部分宫颈组织。一般来说，有以下几种情况应进行这种手术。

1. 宫颈刮片多次发现恶性细胞，阴道镜检查无异常，宫颈活检或分段诊刮颈管检查阴性，应做宫颈锥切以进一步确诊。

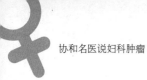

2. 宫颈活检确诊原位癌，甚至显微镜下发现早期浸润。为了确定手术范围，可以先做宫颈锥切，切下宫颈组织做进一步的病理检查，以确定手术方案。

3. 怀疑患有宫颈腺癌。

4. 慢性宫颈炎经保守治疗但治疗效果不佳，可做宫颈锥切术治疗。

宫颈锥切手术前后应注意以下事项。

1. 最好在月经后 3 ~ 7 天内进行手术，以减少出血及感染机会。

2. 由于手术可能导致出血较多，所以患者术前应化验血型、血常规及出凝血时间，以排除出血性疾病。

3. 术前排除阴道炎，方可施行此手术。还要注意外阴清洁，以免术后发生感染。

4. 手术后两个月内避免性生活，以免造成出血。

5. 手术后应按医生要求定期复查。

为什么要做宫颈锥切

有观点认为，一家医院子宫颈锥形切除术开展的量，可以在某种程度上体现其对宫颈癌的治疗水平。很多患者有这样的困惑：为什么不直接将整个子宫切除，而单独对宫颈进行锥切呢？这背后至少有以下两方面原因。

一方面，癌前病变毕竟不是癌，只是如果不进行治疗，经过一段时间（平均 3 ~ 8 年）会发展成癌。而且，"宫颈病变"说到底仍然是宫颈本身的问题，除非发展成晚期宫颈癌，一般不会伤到子宫。因此，对于宫颈病变，大多数情况下只进行宫颈锥切就可以了，没有必要切除子宫。对于年轻女性的宫颈癌前病变，如果直接切除整个子宫，更属于过度治疗。

另一方面，对于某些早期的宫颈癌（如 Ia1 期、Ia2 期、Ib1 期），直接切除子宫后，如果病理检查结果为Ia1 期宫颈癌，那这算是幸运，因为全子宫切除刚好合适。然而，直接切除子宫后，如果病理检查结果为 Ia2 期或 Ib1 期，那之前的处理就不合适了。对于 Ia2 期、Ib1 期宫颈癌，仅仅切除子宫是不行的，还应切除子宫旁的一些组织。补救手术非常困难，容易导致别的损伤。

因此，对于阴道镜活检诊断为 CIN2、CIN3 的患者，一般需要通过锥切来全面评价病情，或者进行治疗。对于阴道镜活检结果为原位癌且不排除浸润或者浸润深度不明的患者，更要通过锥切判断浸润深度。

宫颈锥切手术后应注意哪些问题

宫颈锥切虽然是一个小手术，但也是一种非常讲究的手术。如果手术做得不好，有可能导致严重的问题。一般而言，宫颈锥切手术后应注意以下一些问题。

宫颈残端出血

术后早期出血的主要原因是创面结痂脱落或结扎不紧，所以患者在术后早期尽量少活动。术后两周左右的出血多是由缝线吸收、张力消失引起，创面感染也能导致或加重出血。如果

出血量少（少于正常月经量），可持续观察并用止血药。如果
出血量超过正常月经量，就要到急诊处理。

创面感染

创面感染的发生率为 5% 左右。一般来讲，阴道里存在很
多共生菌群，有自净作用，所以一般不建议频繁用药物进行阴
道冲洗。然而，宫颈锥切后的患者，由于创面大且有较多的分
泌物，容易发生感染，所以术后一周要开始冲洗阴道，以减少
创面感染、促进愈合。起初可用稀释后的药物冲洗，两周后用
凉开水冲洗即可，需要购买专门的冲洗器具（药店有售）。通
常需要冲洗 2 ～ 3 个月，月经期不能冲洗。

宫颈管狭窄

大约有 4% 的患者会出现这种情况。患者术后需要注意月
经情况，尤其是术后最初两次月经的情况。如果出现经血不畅
或腹痛，应及时就诊，必要时要进行宫颈管扩张。

术后随诊

宫颈锥切术后头 3 个月每月要随诊一次，主要是检查创面
愈合情况。一旦发现异常，要及时处理，并根据宫颈愈合的情
况决定是否继续阴道冲洗。术后第 3 个月，要做 TCT 或人乳

头瘤病毒检测。之后第 6 个月、第 9 个月、第 12 个月每月复查一次，项目同前。术后第 2 年还要继续复查，若之前的复查结果都正常，则每半年复查一次。若第二年的复查结果也都正常，之后可每年复查一次。

此外，要注意的是，术后 3 个月内禁止性生活，以免引起宫颈创面感染和出血。对于希望妊娠的女性，若术后第 2 次 TCT 结果正常，就可以怀孕。

什么是宫颈癌

宫颈癌指在宫颈下端宫颈口附近发生的恶性肿瘤，由癌前期病变逐渐发展而来，其发生和发展往往要经历较长时间。宫颈癌中，鳞状上皮细胞癌约占 90%，腺癌仅占 5% ~ 10%。鳞癌与腺癌在外观上并无特殊区别，一般都长在宫颈阴道部或颈管内。

目前，根据国际妇产科联盟制定的分期法，宫颈癌由轻到重分为 4 期。

Ⅰ期：癌组织已经突破基底膜向深部组织浸润，但仍局限于子宫颈范围内。

Ⅱ期：癌组织超越子宫颈范围——向上侵犯宫体；向两侧侵入宫旁，但没到骨盆壁；向下侵犯阴道，但未累及阴道下1/3。

Ⅲ期：癌组织侵犯宫旁，达骨盆壁；或向下侵犯阴道下1/3。

Ⅳ期：癌组织已侵犯直肠或膀胱，或蔓延到外阴部，或在盆腔内广泛浸润，或有广泛转移。

对于早期宫颈癌，宫颈外观没有明显异常，一般通过子宫颈细胞学检查进行诊断。宫颈癌常用的治疗方法有多种，其治愈率与分期、有无转移、病理类型、治疗方法有关。

宫颈癌有哪些症状

早期宫颈癌局限于宫颈，还没有向周围其他组织蔓延时，患者往往没有症状。

最早出现的症状可能是性交后少量出血，或月经不规律，或绝经后又出血。

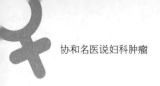

随着病情的发展，肿瘤逐渐增大，病人会出现白带增多的症状。如果癌组织已经坏死、感染，患者会排出较多混有血液的恶臭白带。晚期患者出血量会增多，甚至因较大血管被侵蚀而出现致命大出血。肿瘤局部可呈菜花样、结节型、溃疡状，当肿瘤坏死脱落后则呈空洞状。

癌瘤侵犯膀胱时，可引起尿频、尿痛、血尿，甚至可引起尿闭及尿毒症，是导致死亡的主要原因之一。癌瘤侵犯直肠，常可导致里急后重、便血、排便困难，甚至直肠—阴道瘘。癌瘤浸润宫颈旁组织和骨盆壁时，可导致严重的持续性腰骶部及下肢疼痛。

晚期患者由于长期被肿瘤消耗，会极度消瘦。

I期宫颈癌如何处理

I 期宫颈癌指肿瘤局限于宫颈、没有发生转移的早期宫颈癌。对于 I 期宫颈癌，小的病变只有借助显微镜才能看到，大的病变直径可达七八厘米甚至更大，呈菜花样。

I 期宫颈癌大致可分为 Ia 期和 Ib 期。Ia 期和 Ib 期分别又可分为 Ia1 期和 Ia2 期、Ib1 期和 Ib2 期。这样的分期是根据在显微镜下测得的肿瘤的浸润深度和宽度来划分的。Ia1 期指肿瘤浸润深度不超过 3 毫米，宽度不超过 7 毫米。Ia2 期指肿瘤浸润深度超过 3 毫米但不超过 5 毫米，而且宽度不超过 7 毫米。肿瘤浸润深度超过 5 毫米，或者宽度超过 7 毫米，则属于 Ib1 期。另外，不用显微镜，用肉眼就可以看到的病变也属于 Ib1 期。如果肿块直径超过 4 厘米，则属于 Ib2 期。

可根据分期、患者年龄以及是否有生育要求选择治疗方式。对于 Ia1 期宫颈癌：如果患者无生育要求，最恰当的治疗是连同子宫一起切除（全子宫切除）；如果患者年轻且尚未生育，可以根据先前锥切下来的病理标本的情况选择治疗方案。如果锥切标本的边缘没有癌，也就是说切除干净了，随诊观察即可，可以怀孕。如果怀疑边缘有癌，可以再次进行锥切。

对于 Ia2 期以上的患者，如果无生育要求，应该进行广泛的子宫切除，不仅要切除子宫和宫颈，还要切除可能发生转移的子宫旁、阴道旁、紧邻宫颈的上段阴道和盆腔淋巴结。这是一种较大的妇科肿瘤手术，又称为宫颈癌根治术、根治性子宫切除术，有较多并发症。

对于 Ia2 期和部分 Ib1 期且肿瘤直径小于 2 厘米的患者，如果有强烈的生育要求，同时排除其他导致不孕的因素，且没

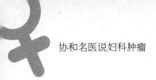

有卵巢、子宫等生殖道疾病，可以只切除宫颈而保留子宫。这属于根治性宫颈切除，可保留生育功能。

宫颈癌与性行为有关系吗

高危型人乳头瘤病毒的持续感染是宫颈癌的主要病因。

很多病例证实，宫颈癌患者的配偶大多有各种性病史，如生殖器疣、淋病、生殖器疱疹等。如果男方习惯使用安全套，那么女伴患宫颈癌的风险就会降低。阴茎癌患者的性伴侣相比其他女性患宫颈癌的风险高 4 倍。另外，男伴包皮过长、初次性生活时间过早、性伴侣过多，都会使宫颈癌发病风险上升。

由此可见，宫颈癌与性行为密切相关。不洁性生活史可增加女性感染人乳头瘤病毒的机会。但这都是群体研究的结果，具体到个人则不能完全适用。

吸烟会增加宫颈癌的患病风险吗

吸烟危害人体健康已是全球性共识。烟草含有可致癌的尼古丁，会引发肺癌，这也是众所周知的常识。事实上，吸烟也是宫颈癌的发病因素之一。

很多研究表明，吸烟女性患宫颈癌的风险相比非吸烟者高两倍。与吸烟相关的宫颈癌多为鳞癌，吸烟与腺癌及腺鳞癌关系不大。吸烟一方面会抑制机体的免疫机能，另一方面可增加机体感染各种病毒的机会，比如人乳头瘤病毒。因此，吸烟者相比非吸烟者易患宫颈癌。

宫颈癌是由宫颈糜烂发展来的吗

所谓宫颈糜烂，可分为 3 种情况：第一种不是病，而是一种生理表现，没有临床症状；第二种是由一些物理的、化学

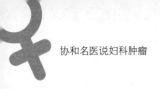

的或普通的感染引起的宫颈改变，在医生眼中是一种病态，患者本人可能没有症状；第三种是由特殊的病毒，即人乳头瘤病毒感染引起的宫颈病变甚至宫颈癌，只是在外观上表现为宫颈糜烂。

对于第一种和第二种宫颈糜烂，如果没有白带多、分泌物有异味、接触性出血等症状，可以不处理。反之，如果有上述症状，需要干预。通常而言，肉眼是无法区分这 3 种宫颈糜烂的。最关键的是要确定糜烂是不是宫颈癌前病变甚至宫颈癌。

可以看出，前两种宫颈糜烂本身不会直接发展成为宫颈癌，但其外观与癌前病变和早期的癌很难区别，所以对于宫颈糜烂仍需十分重视。

怎样治疗有症状的宫颈糜烂

如果宫颈糜烂伴有白带多、接触性出血、长期的排除其他原因的阴道异常分泌物，应该根据糜烂的程度进行治疗。对于糜烂面积较大、炎症浸润较深的宫颈糜烂，可以采用物理治疗，如电熨治疗、冷冻治疗、激光治疗、微波治疗等。

电熨治疗

用特制的电熨器，将糜烂组织烧灼后，使之脱落坏死。

冷冻治疗

用特制快速冷冻装置，使宫颈糜烂面的病变组织冷冻、坏死、脱落，直至生长出新的上皮组织。一般无不良反应，少数病人有轻微的头昏、下腹疼痛等症状。

激光治疗

用特制的激光治疗头照射宫颈糜烂组织，使糜烂组织碳化、结痂、脱落，直至生长出新的鳞状上皮。一般一次即可治愈，但有时需要多次治疗。术中无特殊不适，有少数病人脱痂时有出血。

微波治疗

通过高温对糜烂面进行烧灼，直至坏死组织脱落，并长出新的组织。

上述方法都是通过物理作用破坏细胞而达到治疗目的，不能提供宫颈细胞学标本。在使用以上任何一种方法治疗之前，都应先做宫颈细胞学检查，在确定没有宫颈癌或可疑恶性病变的情况下才能进行治疗。

宫颈息肉是怎么回事

　　宫颈息肉是慢性宫颈炎的一种，多属良性，只有极少数会恶变。

　　宫颈息肉患者一般没有特殊不适，宫颈息肉多数是在妇科检查过程中发现的。少数息肉较大的患者，可出现阴道少量出血、性交后出血。

　　宫颈息肉大小不等、形状不一，表面光滑，呈鲜红色或稍呈暗红色。有的息肉带蒂甚至深入颈管内，质地较脆，被触碰时容易出血。

　　宫颈息肉虽然多数是良性的，但一旦发现就应切除并要做病理检查。由于宫颈息肉易于复发，因此在摘掉后应定期复查，同时应积极治疗阴道炎。另外，不应忽略的是定期做宫颈刮片检查，以排除恶性病变。

在日常生活中怎样预防宫颈癌

预防宫颈癌应该从生活方式入手，减少接触感染的机会，避免免疫力下降。

首先，定期做妇科检查，定期做宫颈刮片检查。如果发现异常，应该及时处理。成年女性只要每年或者每 2 ～ 3 年进行一次妇科检查和宫颈防癌筛查，就很难患上晚期宫颈癌。

其次，注意经期、孕期、产褥期卫生保健，养成良好卫生习惯。分娩、流产过程中尽量避免宫颈裂伤，一旦发生裂伤，应予以手术缝合。这些措施可以减少或预防宫颈的物理损伤和反复的修复过程，后者是导致基因突变的诱因。

再次，如果长期白带增多或异常阴道出血，应立即去医院检查，以排除宫颈癌前病变和早期宫颈癌，并进行有针对性的治疗。

最后，注意性卫生，避免性生活混乱。男性阴茎包皮过长者，建议做环形切除。研究发现，性生活与宫颈癌的发生有密

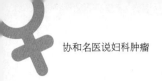
切关系，务必保证安全的性生活。

临床上宫颈癌的"三级防治"策略是怎样的

宫颈癌由人乳头瘤病毒长期、持续感染所致。因此，理论上它是一种可以预防的肿瘤。宫颈癌具有较长的癌前病变过程，早期诊治的效果很好。因此，它也是一种有机会治愈的肿瘤。以下是宫颈癌的"三级防治"策略。

一级防治

疫苗是宫颈癌的一级防治措施，能使大多数女性免于罹患宫颈癌前病变和宫颈癌。目前认为，人乳头瘤病毒疫苗的最佳适用人群为 9 ～ 26 岁无性生活的女性。对于已经有性生活的女性，免疫效力会下降。目前认为，疫苗的免疫效力至少能维持 5 年。

二级防治

对宫颈癌前病变的筛查和处理，是宫颈癌的二级防治措施。21 岁以上的女性或者性生活史 3 年以上的女性，至少每两年要做一次 TCT。根据筛查情况，必要时要做阴道镜检查或宫颈锥形切除。

三级防治

对确诊的宫颈癌的治疗是宫颈癌的三级防治措施。目前，早期宫颈癌的治疗效果很好，晚期或复发患者的治疗效果仍不理想。

可以认为，随着人乳头瘤病毒疫苗的广泛应用和宫颈癌前病变筛查和处理的规范化，晚期宫颈癌会越来越少。

接触性出血是怎么回事

接触性出血指性生活后或妇科阴道检查后的阴道出血现象。正常情况下性交不会引起阴道出血。阴道炎、宫颈糜烂、宫颈息肉、宫颈子宫内膜异位症、宫颈癌等可引发性交后出血。患有这些疾病时，患者在接受妇科阴道检查的过程中也可出现出血现象。出血量一般不多，有时仅是白带中伴少许血丝。比较遗憾的是，即使发现了这个问题，有些患者也不以为

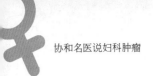

然，不到医院就医，从而影响疾病的早期诊断。

早期的宫颈癌大多没有特异症状，最早出现的就是性交后出血。因此，当出现接触性出血时，应尽快去医院就诊，进行宫颈细胞学检查，必要时进行阴道镜检查以明确诊断。

如何治疗宫颈癌

宫颈癌并非不治之症，有多种治疗方法，最常用的治疗方法有放射治疗和手术治疗。此外尚有化学药物治疗、中药治疗、热疗等。到底用什么方法治疗，要根据病变程度选择。

放射治疗是治疗宫颈癌的主要方法。宫颈癌对放射线敏感，对于各种期别的宫颈癌进行放射治疗均有较好的效果。放射治疗包括腔内照射和外照射两种。早期资料显示，放射治疗宫颈癌后患者的 5 年生存率平均为：Ⅰ期 93.4%，Ⅱ期 82.7%，Ⅲ期 63.6%，Ⅳ期 26.6%。随着放疗技术的进步，疗效会逐步提高。

对于Ⅱa 期以前的早期宫颈癌病人，如果可以进行手术治疗，除了要切除子宫外，还要把可能发生转移的宫颈两旁的组织、部分阴道以及盆腔淋巴结一起切除。宫颈鳞状细胞癌患者，可以不切除卵巢，但宫颈腺癌患者，一般要同时切除卵巢。由于不进行放疗，这样的患者阴道不会发生挛缩，仍有进行性生活的功能。

目前对于晚期宫颈癌的治疗效果仍不理想，但早期宫颈癌的治疗效果已经提高了很多。因此，宫颈癌的治疗效果仍寄希望于早期发现和早期治疗。

怀孕后患了宫颈癌怎么办

据统计，对于宫颈癌，40 岁以上发病者是 39 岁以下发病者的 8 倍，而且子宫颈原位癌的发病年龄主要为 36 ~ 44 岁，尤其是 38 ~ 40 岁。这一年龄段女性生育能力虽不及 35 岁以下的女性，但仍有生育能力，所以怀孕以后才发现患宫颈癌的情况还是存在的。随着近年宫颈癌患者年轻化和生育年龄后移的趋势，这一情况更为突出。

对于妊娠合并宫颈病变的患者，一般根据病变的轻重采取如下措施：宫颈上皮内瘤变合并妊娠，病变多在产后消失，可不用处理；原位癌可在孕早期终止妊娠后两个月做锥切；如果

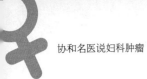

癌症已发展到中、晚期，患者又迫切要求生下孩子，可考虑于严密观察下等分娩期过后再进行处理。

　　孕妇得子宫颈浸润癌的情况很少，一旦发现应做妇科检查，不要有怕流产的顾虑。治疗应从治疗癌症及尽量保证继续妊娠两方面考虑。如果孕早期患 II a 期宫颈癌，应立即做手术。如果妊娠末 3 个月才发现患有宫颈癌，如孕妇尚无子女，可以考虑待胎儿能存活时行剖宫产及宫颈癌手术。患有 II 期以上宫颈癌且不宜手术者，可以进行放疗。早期妊娠，经照射后会自然流产。中晚期妊娠，若胎儿已能成活，可先做剖宫产手术，术后 2 ～ 3 个月再开始放疗。若产褥期发现宫颈癌，应及时治疗。

残存宫颈会发生癌变吗

　　切除子宫体后，残存的宫颈仍然可能发生癌变，此所谓宫颈残端癌。

　　对宫颈残端癌，无论是手术还是放射治疗，都和一般的宫颈癌的治疗不一样，预后也比较差。因此，建议切除子宫保留宫颈的患者，仍应每年做宫颈细胞学检查，以发现早期的宫颈残端癌，进行及时的治疗。

另外，从预防残端癌的角度看，凡因某种妇科疾病需切除子宫时，除非有充分理由，一般不宜保留宫颈。

宫颈癌放疗应注意哪些问题

放射治疗是治疗宫颈癌的有效方法之一，但会导致不同程度的副反应和并发症。因此，治疗期间和治疗后应注意以下问题。

1. 感染可降低放射治疗效果，因此要注意预防。预防感染的方法是放疗期间做阴道灌洗，可自用简便灌洗器灌洗，有条件的话可去医院灌洗。放疗结束后亦应继续进行。有感染时应使用抗生素。

2. 贫血会降低放疗效果，因此贫血患者应加强营养，适当输血，或使用促红细胞生成素，改善贫血状况。

3. 宫颈粘连、宫腔积脓是放疗常见并发症，因此放疗后仍要坚持阴道灌洗。坐浴对预防阴道粘连有一定益处。

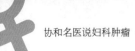

4. 放疗期间或放疗结束后可能出现腹痛、腹泻、便血、尿频、尿痛等放疗反应或骨髓抑制。因此，治疗期间或治疗后应禁食辛辣刺激食物，加强营养，大量饮水，多吃蔬菜、水果和富含蛋白质、维生素的食物，必要时可服用解痉药物及抗菌素。

5. 放疗期间或放疗后短期内，放疗局部皮肤不能用碘酒，不能热敷，不能贴胶布，以免刺激皮肤。

6. 治疗后应定期随诊。

宫颈癌患者治疗后如何随诊

宫颈癌患者治疗后应有计划随诊，观察治疗效果，处理远期并发症和出现的新问题。

宫颈癌放疗后的远期并发症主要有肠道及泌尿系统并发症。肠道并发症的发生率为 10% ~ 20%，如放射性直肠炎、乙状结肠炎、阴道—直肠瘘、肠粘连、肠梗阻、肠穿孔等，往往出现在放疗半年后。宫颈癌放疗后的泌尿系统并发症以放射性膀胱炎最为多见（发生率为 2% ~ 10%）。

　　宫颈癌手术治疗效果虽好，但在术后 3 年内复发的情况并不罕见。宫颈癌手术治疗后复发率为 5%～20%。因此，随诊过程中应检查有无复发。由于绝大多数复发在术后 3 年内，所以一般建议两年内每 2～3 个月随诊一次，3～4 年内每 3～4 个月随诊一次。患者遇到问题时应随时就诊。随诊检查应全面，要做全身检查，尤其要做细致的盆腔检查，并要对可疑病变做病理检查。如果保留了卵巢，还应及时了解卵巢的功能状态。

宫颈癌能用腹腔镜治疗吗

　　有两种腹腔镜手术方法可用于早期宫颈癌的治疗。第一种方法是在腹腔镜下切除淋巴、子宫血管以及宫旁组织，结合改良的扩大阴式子宫切除术。有条件的医院已经将这种手术方法用于早期宫颈癌的治疗。第二种方法是完全采用腹腔镜做扩大子宫切除术及双侧盆腔淋巴结切除术，技术难度相对较大。因此，腹腔镜手术能否用于早期宫颈癌的治疗，完全取决于患者就诊医院的技术条件。

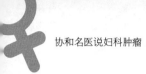

腹腔镜手术的特点是，术后恢复快，不会延误相关治疗，术后形成肠粘连的可能性相对较低，日后放疗引发肠道问题的可能性也会下降。

浸润性宫颈癌患者有可能保留生育功能吗

对于尚未生育的浸润性宫颈癌患者，尽管手术切除子宫可以挽救生命，但生育功能的丧失对患者本人及家庭都是一种灾难性的打击。于是，彻底切除子宫颈但保留子宫的手术应时而生，这就是根治性宫颈切除术。

简单地说，根治性宫颈切除术就是在确认某些早期宫颈癌没有发生盆腔淋巴结转移的前提下，切除 80% ~ 100% 的宫颈。这样患者的宫颈癌得到了治疗，同时因保留了子宫体，理论上也就保留了生育功能。需要注意的是，经过这种手术治疗，患者流产和早产的概率会增加。

一般来讲，这一手术的适应证为：患者有强烈的保留生育功能的愿望；患者没有其他引起不孕的疾病，并且生育功能没有被破坏；Ia2 期或 Ib1 期患者；病变小于 2 厘米；没有淋巴结转移；没有血管及淋巴管浸润。

　　患者要清楚，保留子宫后宫颈癌有复发的可能性。一般建议术后 6 个月尝试怀孕。如果自然受孕失败，可以采用辅助生殖技术助孕。由于这样的患者早产及流产发生率较高，建议孕 18 ～ 28 周时每两周检查一次。对于分娩方式，一般应选择剖宫产。

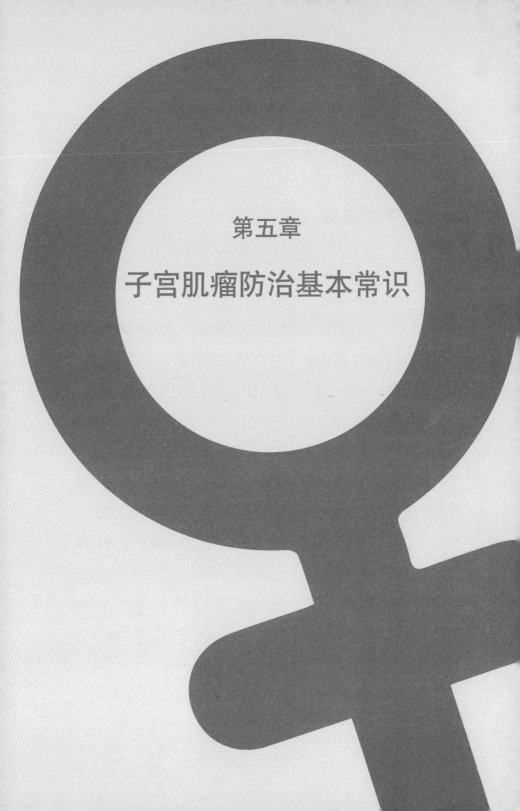

第五章

子宫肌瘤防治基本常识

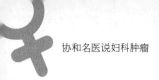

什么是子宫肌瘤

子宫肌瘤是长在子宫上的一种良性肿瘤，多发生于30～50岁女性（当然也有更年轻的患者），又被称为"子宫纤维瘤""子宫纤维肌瘤"或"子宫平滑肌瘤"。有资料显示，35岁以上的女性中，每4～5人中就有1人患有子宫肌瘤。

子宫肌瘤的病因目前还不完全清楚，可能与女性体内的雌激素紊乱有关。这种论点有很多依据。青春期前的女孩，由于体内雌激素水平不高，很少发生子宫肌瘤。女性绝经以后，雌激素显著减少，原先的子宫肌瘤会停止生长甚至萎缩。另外，切除卵巢以后，子宫肌瘤也会缩小，但切除卵巢后使用雌激素，萎缩的子宫可以恢复到正常大小，有的甚至会长出肌瘤。在同卵双生姐妹中，一人患有子宫肌瘤时，另一人患子宫肌瘤的比例很高。母亲患有子宫肌瘤，其女儿患子宫肌瘤的概率将明显增高。可以说，子宫肌瘤有一定的遗传倾向。

一个患者可以只长一个子宫肌瘤（单发性子宫肌瘤），也可以长十几个、几十个甚至上百个子宫肌瘤（多发性子宫肌瘤）。子宫肌瘤最开始一般都长在子宫肌壁上，之后由于向不同方向推进生长而有不同的名称。大部分或全部生长在子宫肌层中（不妨把子宫想象成一间房子，肌层相当于墙体）的子宫肌瘤，称为肌壁间肌瘤，是最多见的一种子宫肌瘤。向子宫表面（墙体外墙面，称为浆膜面）发展，大部分突出于子宫表面，甚至只有一层浆膜覆盖的子宫肌瘤，称为浆膜下肌瘤。向宫腔（墙体内墙面，称为子宫内膜）方向发展，大部分突出于宫腔，甚至只有一层黏膜覆盖的子宫肌瘤，叫作黏膜下肌瘤。

　　绝大多数子宫肌瘤长在子宫上端的子宫体上，但也有一些肌瘤生长在子宫下端的子宫颈部位，称为宫颈肌瘤。另外，来源于子宫肌层内的肌瘤也可向子宫两侧的阔韧带内生长，形成阔韧带肌瘤。这两种肌瘤的位置很特殊，与输尿管的关系很密切，需要特别重视。

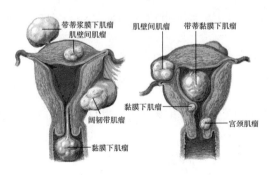

各种类型子宫肌瘤示意图

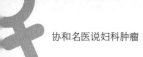
患子宫肌瘤有哪些症状

　　有人问，子宫肌瘤能预防吗？很遗憾，目前还没有明确的可预防子宫肌瘤的方法。然而，如果对子宫肌瘤的常见症状有所了解，则有可能早期发现，从而有机会在适当的时候进行处理。那么，子宫肌瘤有哪些症状呢？

　　子宫肌瘤有无症状以及症状的轻重与它的生长部位和大小有关，尤其与生长部位有关。位于子宫外表面的浆膜下子宫肌瘤，由于有较大的生长空间，即使长得很大也可能不会导致任何症状；而位于子宫内表面的黏膜下子宫肌瘤，由于会影响子宫内膜的功能，即使很小也可导致相关症状出现，如不规则阴道出血。

　　一般而言，子宫肌瘤可以导致以下症状。需说明的是，并不是所有患者都有以下所有症状，而是只有其中一种或几种症状。

阴道出血

阴道出血是子宫肌瘤患者最常见的症状，但浆膜下肌瘤患者多没有阴道出血的症状。肌壁间肌瘤较大时，影响子宫收缩，会导致月经过多或经期延长。黏膜下肌瘤常常导致不规则阴道出血、月经淋漓不尽。需要提醒的是，如果出现这一症状，不要自认为是因为太劳累或正处于更年期而不去理会。

盆腔包块

盆腔包块很多时候是在偶然的情况下（如在洗澡、性生活的过程中）或进行妇科检查时被发现的。如果肌瘤过大，尤其是偏瘦的患者，在早晨排尿前很容易摸到。有时候不一定能摸到肿瘤，但会发现腰围明显增大。

压迫症状

子宫肌瘤可以压迫邻近的器官而导致某些症状。位置（生长部位）及大小的不同，导致的症状是不一样的。肌瘤向前可压迫膀胱，引起尿频、尿急，甚至排不出尿（称为尿潴留）；如肌瘤生长在子宫后壁，可向后压迫直肠引起腹泻或便秘；发生在子宫两侧的阔韧带中的肌瘤可压迫输尿管、髂内外静脉和神经，从而导致输尿管梗阻、肾盂积水、下肢浮肿或疼痛。

不孕

位于子宫壁的小肌瘤或者浆膜下肌瘤一般不会影响妊娠。但有的肌瘤会改变子宫腔形态，或者阻碍受精卵着床，或者阻碍精子与卵子结合，从而造成不孕。

腹痛

子宫肌瘤一般很少引起腹痛。但是，肌瘤过大压迫盆腔的神经，肌瘤发生红色变性，带蒂的浆膜下肌瘤发生扭转，都会引起剧烈腹痛。

白带增多

长在子宫腔的黏膜下肌瘤，脱出子宫颈口或阴道口时，表面会溃疡、坏死，从而可导致白带增多，如果合并感染还会产生脓性白带。肌壁间肌瘤如果体积较大，也会导致白带增多。

循环系统症状

子宫肌瘤导致的长期的月经过多，会造成继发性贫血，严重的情况下有可能导致贫血性心脏病。

长了子宫肌瘤，一旦出现上述症状，就需要治疗。

子宫肌瘤变性是怎么回事

子宫肌瘤虽然属于良性肿瘤，但它也会"变性"。变性的原因是肌瘤慢性或者急性缺血。子宫肌瘤变性是一种良性的退行性改变，只有极少数变性是恶性病变。子宫肌瘤变性多发生在妊娠期、分娩后和绝经后。子宫肌瘤变性主要有以下几种。

玻璃样变性

这种变性又称透明样变性，指由于血液供给不足，肌瘤组织发生水肿、液化，最后被玻璃样物质所替代。

囊性变

多继发于玻璃样变性之后。这种变性指肌瘤由于液化而形成囊腔，变得软如泄气的皮球。容易被误诊为卵巢囊肿。

脂肪性变及钙化

子宫肌瘤脂肪细胞增多，进一步发展可使肌瘤钙化，变得坚硬如石。如果做腹部 X 光片，有时可见到钙化影。

红色变性

红色变性多在妊娠期发生，产后也可发生，因肌瘤急性缺血所致。病人多伴有剧烈腹痛。

恶性变

子宫肌瘤发生恶性变的概率一般不超过 0.5%。子宫肌瘤恶性变主要为肉瘤变。子宫肌瘤恶性变后，子宫变软，肌瘤生长速度快。患者常有不规则阴道出血或月经过多的情况。

除了红色变性外，其他类型的子宫肌瘤变性没有明显症状。盆腔检查和 B 超检查可以诊断肌瘤是否有变性，变性类型需要手术切除后通过病理检查确定。

子宫肌瘤对妊娠的影响

在妊娠早期，肌瘤不利于受精卵的着床和生长发育，有肌瘤孕妇的流产发生率是无肌瘤孕妇的 2 ~ 3 倍，而且流产常常为不全流产，出血较多。大的肌壁间肌瘤或黏膜下肌瘤会妨碍胎儿在宫腔内活动，继而造成胎位不正，使横位、臀位的发生率增加，从而导致剖宫产率增加。分娩过程中，肌瘤会影响子宫的正常收缩，可使产程延长。嵌顿在盆腔内的肌瘤（如宫颈肌瘤、巨大的子宫下段肌瘤等）可阻塞产道，造成难产。肌瘤还可影响产后子宫收缩，引起产后出血，甚至导致子宫复旧不佳。若肌瘤导致宫腔引流不畅，或肌瘤表面发生溃疡，有可能导致孕晚期子宫出血。

妊娠对子宫肌瘤的影响

妊娠后肌瘤常随子宫的增大而增大，这种情况尤其在妊娠的头 4 个月内最为明显。妊娠后半数以上的子宫肌瘤会长大，分娩后多数子宫肌瘤会相应缩小。肌瘤在妊娠期增长较快，因而容易发生供血不足，以致出现退行性病变，其中多数是红色样变。这样的红色样变多发生于直径大于 6 厘米以上的肌瘤，并且多发生在妊娠中晚期。红色样变后，患者可出现发热、腹痛、呕吐、局部压痛、白细胞升高等情况，患者常因以上症状而需要住院治疗，并且易发生流产及早产。

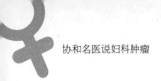

怀孕后才发现有子宫肌瘤怎么办

有些女性在怀孕前没有进行过妇科检查，停经后检查时才发现有子宫肌瘤。处理这些子宫肌瘤必须小心，需要根据妊娠月份、肌瘤大小、相关症状等因素而定。

妊娠早期（妊娠12周之前）子宫肌瘤的处理

妊娠早期对子宫肌瘤的处理容易导致流产。如果肌瘤很大，预计继续妊娠出现并发症的机会较多，可先终止妊娠，之后短期内做肌瘤剔除术；也可在进行人工流产的同时施行肌瘤剔除术。

妊娠中期（妊娠12～28周）子宫肌瘤的处理

若肌瘤直径小于6厘米且无症状，定期进行产前检查即可，绝大多数不需特殊处理。

若肌瘤直径大于6厘米，且随着子宫的增长肌瘤还可能增大，大型肌瘤易发生红色样变而刺激子宫收缩或导致腹膜刺激症状，建议卧床休息及应用止痛药物进行保守治疗。一般不建议在妊娠期做子宫肌瘤剔除手术，只有在迫不得已的情况下才可在妊娠期做肌瘤剔除术。

妊娠晚期（妊娠28周后）子宫肌瘤的处理

小型肌瘤可不予处理。即使肌瘤直径大于 8 厘米，若无任何症状，可以等到妊娠足月剖宫产时进行子宫肌瘤剔除术。大型子宫肌瘤可能影响子宫收缩而导致产力失常，继而导致滞产，而这样的产妇发生产后胎盘滞留、产后出血、产后感染的可能性均超过正常产妇。个别情况下，还可能因为不易控制的产后出血或产后感染需要切除子宫。因此，分娩方式以择期剖宫产为宜，实施剖宫产的同时进行肌瘤剔除。

什么情况下可在妊娠期剔除子宫肌瘤

如果在妊娠期间发现了子宫肌瘤，一般不建议马上做子宫肌瘤剔除术。妊娠期剔除肌瘤可能引起失血过多，可能导致流产及早产。而且，肌瘤剔除术留下的伤口可能在妊娠晚期或分娩时导致子宫破裂。

如有下述情况，应考虑在妊娠期剔除子宫肌瘤。

1. 肌瘤较大（直径大于 10 厘米）且易发生红色退行性病变。

2. 症状多，比如经常腹痛，甚至子宫收缩、阴道出血等。

3. 肌瘤退行性病变较重，刺激腹膜，导致急腹痛、低热、白细胞升高等。

4. 肌瘤与胎盘位置接近，可能引起产后子宫收缩不良而导致产后出血或胎盘滞留。

对妊娠期子宫肌瘤的处理，保守治疗和手术治疗各有利弊。如果手术操作困难不大，又有上述手术适应证，可以考虑在妊娠期剔除子宫肌瘤，以避免肌瘤红色变性和产后并发症。

有子宫肌瘤如何选择分娩方式

有子宫肌瘤该如何选择分娩方式呢？应根据肌瘤大小及肌瘤部位来决定。

自然分娩

如果肌瘤位于宫底或子宫前后壁，而且直径小于 8 厘米，是可以选择自然分娩的。分娩中要避免压迫肌瘤及创伤，产后要注意子宫复旧情况。可适当使用宫缩剂及抗生素。

剖宫产，同时剔除肌瘤

如果肌瘤位于子宫下段，会阻碍胎儿经产道分娩；或者肌瘤直径大于 8 厘米，可能导致子宫收缩乏力，最好进行剖宫产，可根据情况同时剔除肌瘤。手术中一般不会出现难以控制的大出血。这样可以避免产后子宫复旧不佳、恶露时间延长以及感染。然而，无论如何，子宫肌瘤都存在术后复发的可能。

剖宫产，同时进行全子宫切除

由于保健意识的增强，很多人都能定期进行妇科检查及孕前查体，从而使较大、较多发的肌瘤能够在产前得到处理，加之肌瘤剔除术技术日益成熟，所以这种手术现在已经很少见了。

最后，对于有子宫肌瘤剔除术史的孕妇，如果前次剔除的仅为浆膜下肌瘤（手术累及肌层较浅），可选择自然分娩；如果此前的肌瘤位置较深，或者术中进入宫腔，应在足月后择期

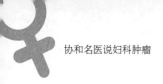

进行剖宫产，以避免子宫瘢痕造成的子宫破裂。

子宫肌瘤剥除术后多久可以怀孕

年轻未生育的女性做了肌瘤剥除术后，妊娠率约为30% ~ 60%，能够妊娠至足月分娩者为25% ~ 45%。子宫肌瘤剥除术后，患者通常不能马上怀孕，因为术后子宫会留有瘢痕。有的肌瘤较大而且较深，剥除术后子宫需要一定时间才能恢复。在伤口没有完全长好的情况下怀孕，有发生子宫破裂的危险。肌瘤剥除术后妊娠子宫破裂的发生率为1.5%。

子宫肌瘤剥除术后多长时间可以怀孕呢？这与肌瘤的数目、大小及部位有关。若肌瘤数目不多且多数长在浆膜上，在剥除肌瘤过程中没有进入子宫腔，也就是子宫壁的完整性没有遭到破坏，一般手术后半年可以考虑怀孕；若肌瘤较大，数目又多，剥除时进入了子宫腔，术后1年以上才能考虑怀孕。

子宫肌瘤剥除术后怀孕的女性，妊娠期应定期到医院做产前检查，尤其是在孕晚期（即28周以后）。如果是看急诊，要将子宫肌瘤剥除病史在第一时间告知医生。这样，一旦出现腹痛、血压下降等情况，医生就会很快考虑先兆子宫破裂或子宫破裂，从而可及时进行抢救。

　　子宫肌瘤剔除术后怀孕的女性在分娩中发生异常情况的机会较多，必须给予高度重视。

怎样治疗子宫肌瘤

　　子宫肌瘤的治疗方案应根据病人年龄、有无生育要求、肌瘤的大小和部位以及有无症状和并发症等来确定。

随诊观察

　　如果肌瘤不大，无月经过多、尿频、尿急、腹泻、便秘、贫血等症状，或者患者本人已近绝经期，可定期复查，每3～6个月做一次盆腔检查和超声检查。如果发现肌瘤增大或有其他症状，需要手术治疗。

刮宫治疗

　　如果子宫肌瘤导致月经不规则，应进行诊断性刮宫，这样既能排除子宫内膜病变，也有暂时治疗的效果。

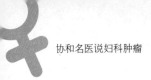

手术治疗

若肌瘤较大或症状明显，且经其他方法治疗无效，应考虑手术治疗。手术视情况分为以下 3 种。

1. 肌瘤剔除术。即从子宫上将肌瘤剜下来，保留子宫。这种手术适合年轻、需要保留生育功能、肌瘤数目不多且为肌壁间或浆膜下肌瘤的女性。

2. 拧除。对于已脱出宫颈口的黏膜下肌瘤，可通过阴道将其拧除。

3. 全子宫或部分子宫切除术。即连同肌瘤一起切除子宫。具体选择哪种手术方式，需要考虑很多情况。

子宫动脉栓塞治疗

在血管造影技术的帮助下，通过股动脉将特殊导管选择性地插入双侧子宫动脉，之后通过导管注入特殊的物质以阻断子宫肌瘤的供血，从而使子宫肌瘤坏死或缩小。这就是子宫动脉栓塞术治疗子宫肌瘤的原理。

高强度聚焦超声治疗

高强度聚焦超声（HIFU）治疗是将体外的低能量超声波，经超声聚焦，作用于肌瘤，令肿瘤凝固性坏死，从而达到破坏病变的目的。

性激素治疗

对于体积较大、位置特殊的肌瘤（如宫颈肌瘤和阔韧带肌瘤）或贫血的患者，可用促性腺激素释放激素激动剂（GnRHa）治疗。这种疗法的原理是通过降低雌激素水平，使患者肌瘤缩小并且闭经，从而达到改善贫血和降低手术难度的目的。

子宫肌瘤常与哪些病变同时存在

很多病变可以和子宫肌瘤同时存在。某些子宫肌瘤之所以需要手术治疗，并非由于肌瘤本身，而是由于存在并发病变。

1. 子宫内膜增生与息肉。这两种并发症是最常见的并发症，有时两者同时存在。这两种并发症与卵巢分泌大量雌激素有关，常见症状为月经过多或不规则阴道出血。

2. 子宫内膜异位症。肌瘤内有时会有内膜组织，这种肌瘤称为"子宫肌腺瘤"。月经来潮时，腺体肿胀，导致痛经。这

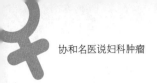

种肌瘤也可和其他部位的子宫内膜异位症同时存在，例如卵巢、输卵管、膀胱、直肠膈处的病灶。

3. 子宫内膜癌和子宫颈癌。子宫肌瘤合并子宫内膜癌的机会比合并子宫颈癌的机会更多，这与雌激素水平相对较高有关。

4. 输卵管积水和多囊卵巢综合征。此为子宫肌瘤患者合并不育的主要原因。

5. 子宫扭转。子宫肌瘤会引起子宫轴心变位，从而使子宫发生扭转，继而发生缺血甚至坏死，这种情况可引起剧烈疼痛。另外，带蒂的子宫肌瘤扭转时也可能带动子宫扭转。

子宫肌瘤为什么有时会迅速长大

子宫肌瘤通常生长比较缓慢，有时几年、十几年也没有明显变化。那么，什么情况下子宫肌瘤会迅速长大呢？一般而言，子宫肌瘤发生恶性病变、退行性病变时会迅速长大，合并感染时也会迅速增大。在定期复查中如果发现肌瘤增长迅速，应引起注意，必要时应该手术切除，进行病理检查，以排除恶性病变的可能。

　　子宫肌瘤与体内雌激素紊乱有关，也就是说和卵巢功能有关。从理论上讲，绝经后随着卵巢功能的衰退，肌瘤会逐渐缩小。如果绝经后肌瘤继续增长，应及时检查，确定肌瘤有无恶性病变。因此，有子宫肌瘤的女性，绝经后也应定期检查。

若必须手术切除，是剔除肌瘤，还是切除子宫

　　长了子宫肌瘤以后，若必须手术切除，是肌瘤剔除，还是切除子宫？这个标准一直在变化之中。以前认为，对于 40 岁以上无生育要求及 45 岁以上的女性，如果必须手术切除子宫肌瘤，一般都是切除子宫而不是剔除肌瘤。但是，现在更倾向保留子宫。甚至有观点认为，只要患者要求，无论患者年龄大小、有无生育要求、肌瘤位置和数目，在排除恶性肌瘤、手术技术上可行、不会因为手术剔除发生大出血甚至休克等情况下，都可以尝试剔除肌瘤而不切除子宫。

　　患者应该知道剔除肌瘤后有复发和需要再次手术的可能，同时还要消除切除子宫后会很快变老、变得男性化和影响性生

活等错误观念。

子宫肌瘤何时手术最好

　　子宫肌瘤剔除术虽然可以保留子宫，但大约有 30% 以上的患者术后会复发。子宫肌瘤常常是多发的，一个子宫上可以长几个、十几个、几十个甚至上百个肌瘤，而且这些肌瘤大小不一、位置不同、有深有浅，手术时不一定能剔除干净。另外，体内仍存在某些有利于肌瘤生长的条件。所以，术后一定时间，很有可能再长肌瘤。有资料显示，子宫肌瘤单发者术后复发率为 12.9%；多发者术后复发率为 47.6%，其中曾有 10 个以上肌瘤者复发率为 80%。在进行子宫肌瘤剔除术之前，患者应对此有所了解。

　　由于子宫肌瘤有较高复发率，未婚的年轻患者或者短期内无结婚生育计划的女性，如果没有明显症状，手术时间可以适当推后，在结婚前 1 年内进行手术即可。若患者于肌瘤剔除术后 3 ～ 5 年内不结婚生育，肌瘤复发时需要再次手术。当然，如果肌瘤大、症状重，或年龄偏大，以及早手术为宜。

为什么子宫肌瘤患者有时需做刮宫检查

　　一般而言，子宫肌瘤引起的出血以月经量增多和经期延长为主。如果出现月经周期异常或经间期出血，需要警惕并发症，如子宫肌瘤恶性病变、子宫内膜息肉、子宫内膜增生等。因此，对于有经期延长或不规则阴道出血的子宫肌瘤患者，医生会建议做刮宫检查。刮宫一方面可以帮助诊断，排除子宫内膜恶性病变的可能，明确有无息肉、内膜增生及黏膜下肌瘤；另一方面，对月经过多亦是一种有效的治疗。

子宫切除术是怎么回事

　　子宫切除术是妇科最常用及最基本的手术之一。当子宫本身有病变，或是卵巢、输卵管出现问题而不能保留子宫时，就需要做子宫切除手术。常见的需要做子宫切除术的情况有子宫肌瘤（占一半以上）、子宫内膜异位症、生殖器恶性肿瘤或癌前病变、保守治疗无效的功能性子宫出血等。其他如子宫破裂、子宫脱垂等，也要考虑切除子宫。

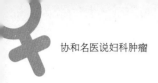

手术切除的范围

手术切除的范围基本可分为以下几种情况：

1. 子宫部分切除。这种手术又叫子宫次全切，就是切除子宫体而保留子宫颈的手术。

2. 全子宫切除。即将宫体与宫颈一起切除。

3. 根治性子宫切除。这种手术不仅要切除子宫，还要切除子宫周围的组织和部分阴道。

这3种手术，可以根据需要同时切除卵巢和输卵管（统称"双附件"）。

手术方法

1. 开腹手术。子宫位于盆腔，传统的子宫切除途径是开腹。可以根据情况选择下腹部的直切口或耻骨上的横切口。由于女性下腹部本身有横行皱褶，又有阴毛遮挡，一般而言选择横切口较为合适。然而，对于医生来说，直切口对于手术视野的暴露更有利一些。具体选择什么切口，需要医生检查后，根据病人的情况确定。

2. 经阴道手术。这类手术的特点是腹部没有切口、损伤更小、恢复更快。

3. 腹腔镜手术。自20世纪90年代以来，用腹腔镜切除子宫的比例越来越高。腹腔镜是一种特殊的手术系统，它可以通过腹部 3 ～ 4 个 0.5 ～ 1.0 厘米的小切口切除子宫。

女性切除子宫后会男性化吗

　　女性切除子宫后会不会男性化？很多人都很关心这个问题。男女之间的主要区别是生殖系统的不同，这是第一性征的区别。除此之外，男女还有各自的特征。比如，男子有身材高大、肌肉发达、汗毛密、长胡须、喉结凸出等特征，而女性有乳房隆起、骨盆宽大、皮肤细腻、皮下脂肪丰富、嗓音尖细等特征。这是男女第二性征的区别。

　　男女这些差别主要源于男女性腺不同，也就是女性有卵巢、男性有睾丸。除此之外，男女体内的其他分泌腺也起一定作用。

　　对于患有良性病变的年轻女性，在为其切除子宫时医生会考虑保留卵巢。无论是保留一侧还是双侧卵巢，子宫切除术对卵巢功能的影响都很有限。术后除不再来月经之外，女性体内的内分泌活动没有显著改变，卵巢会像手术前一样行使职能。因此，女性切除子宫后不会男性化。有的人切除子宫后会发

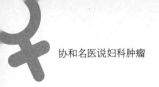

胖，与术后吃得太多而运动不足有关。

如果病情严重，在切除子宫的同时必须切除卵巢。那么，由于雌激素的缺乏，患者会出现潮热、出汗、烦躁、心悸等症状，进而出现乳房萎缩、阴道干涩等更年期症状，可在妇科内分泌医生的指导下适当补充激素，即通过补充最低有效剂量的外源性雌激素来改善症状，并预防骨质疏松症等疾病的发生。

女性即使因为某种原因在年龄很小时就切除了卵巢，除非注射雄激素，否则身体并不会出现男性化体征，更不用说成年女性了。

切除子宫会影响性生活吗

子宫的缺失会影响性生活吗？通常而言，女性只要有阴道就能与男性发生性行为，女性的性高潮是通过阴道和阴蒂获得的。切除子宫后，阴道仍保留原来的结构和功能。有的子宫切除术还保留了宫颈或者部分宫颈，阴道的结构和功能就更不受影响了。

有些接受全子宫切除的女性，抱怨阴道变短了影响性快感。实际上，除非因恶性肿瘤需切除较长的阴道，子宫全切术后的阴道长度与手术前基本相同，所以不会对性生活造成障碍。以前的研究认为，宫颈在性交过程中对润滑阴道起一定作用，更深入的研究表明这种观点是错误的。如果保留卵巢，仍会合成和分泌雌激素。如果切除卵巢，由于雌激素的缺乏，会出现乳房萎缩、阴道干涩、性欲下降等更年期症状，可能会对性生活造成影响，此时可通过补充外源性雌激素改善症状。

切除子宫后仍需要定期进行妇科病普查

切除子宫后，其他的生殖器官还存在，仍有可能发生妇科疾病，仍要定期做妇科检查，以判定手术效果、调整治疗方案、发现和处理新问题。

如果因恶性肿瘤进行了子宫切除手术，术后定期随诊复查是为了及时发现和处理肿瘤复发，根据情况补充化疗或放疗，甚至再次手术。

因良性疾病切除子宫的女性，其卵巢多半会保留。可以推测，保留下来的卵巢与普通女性的卵巢一样，也会发生病变。

即使切除双侧输卵管及卵巢组织，腹膜仍可能发生恶性肿瘤（原发性腹膜癌）。所以，切除子宫后仍然需要定期进行妇科检查、盆腔超声检查或肿瘤标记物检测。

因为宫颈癌前病变切除子宫的女性，仍应定期进行针对宫颈病变的检查，包括液基薄层细胞学检测或人乳头瘤病毒检测。有观点认为，无论是否手术，只要还有性生活，就有可能感染人乳头瘤病毒，甚至发生残端癌和阴道癌，故也需要定期做妇科检查。

子宫次全切除（也就是切除子宫体但保留子宫颈）的女性，应该和普通女性一样定期进行防癌筛查。

在切除子宫时切除双侧卵巢的较为年轻的女性，需要注意更年期提前的问题，推荐使用雌激素补充治疗。这样做不单是为了应对更年期症状，更重要的是可防止骨量丢失和骨质疏松症的发生。当然，应在妇科内分泌医生的监测下使用雌激素。

因此，无论出于何种原因、以何种手术方式、在任何年龄切除子宫，术后都需要定期进行妇科检查。

子宫动脉栓塞术治疗子宫肌瘤的优势

我们在前面了解过子宫动脉栓塞术治疗子宫肌瘤的方法及原理。子宫肌瘤的血供来源于子宫动脉。将双侧子宫动脉栓塞后，子宫肌瘤的平滑肌细胞就会发生变性坏死。

子宫动脉栓塞术具有操作简便、创伤小、止血迅速、治疗效果好、病人耐受性好、可以保留子宫、住院时间短等优点，作为子宫切除术和子宫肌瘤剔除术、药物治疗的替代治疗方法，在世界范围内被广泛采用。

子宫动脉栓塞术特别适合严重贫血、盆腔疼痛且用传统的非手术方法治疗无效而又拒绝手术或不适宜手术治疗的患者。小于5厘米的子宫肌瘤用栓塞技术进行治疗成功率较高。

这种手术还适用于肌瘤剔除术后复发者、手术治疗有高风险的患者。栓塞后子宫肌瘤仍有复发可能，所以在栓塞术后即使治疗效果好也应定期复查。

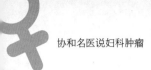

子宫动脉栓塞术有哪些不良反应

用子宫动脉栓塞术治疗子宫肌瘤虽有很多优势，但术后患者也可能发生以下不良反应。

1. 常见的不良反应有栓塞剂反流、导管移位、误栓、附壁血栓、肺栓塞等。

2. 盆腔疼痛。由子宫肌瘤发生严重变性坏死所致。此种疼痛通常出现在术后 6 ～ 8 小时内，可持续几天。可采用多种止痛方法。如没有感染而疼痛持续 2 ～ 3 个月以上，需要手术治疗。

3. 栓塞综合征。发生率可达 40%。具体包括下腹疼痛、发热、不规则阴道出血、阴道分泌物增多、恶心、呕吐等。通常经保守和支持治疗可在 48 小时到 2 周内缓解，一般不需要使用抗生素。

4. 下肢酸胀无力。

5. 坏死组织滞留和排出。

6. 偶尔会发生子宫内膜炎。

　　子宫动脉栓塞术后，如果出现感染、严重疼痛、阴道出血、肌瘤脱垂等状况，需要切除子宫。

子宫动脉栓塞术会影响生育和卵巢功能吗

　　研究认为，子宫动脉栓塞术对生育能力没有影响，妊娠后的流产和早产也与手术无关。但由于选择这种治疗手段的患者年龄较大，会使剖宫产率、自然流产率以及其他并发症发生率增加。

　　子宫动脉栓塞术对卵巢功能的影响与患者的年龄有关。年龄较大者容易发生暂时性闭经和永久性闭经。年轻的肌瘤患者的卵巢功能不太受影响，一般术后 2 ～ 3 个月就能恢复正常。

　　子宫动脉栓塞术对卵巢功能、妊娠过程以及新生儿状况的影响的长期随访资料还需要进一步积累，所以有妊娠计划的女性要慎重选择。

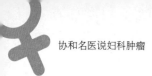

什么是子宫肉瘤

　　子宫肉瘤是一种少见的女性生殖器官恶性肿瘤，约占子宫恶性肿瘤的 2% ~ 6%，恶性程度高。子宫肉瘤可发生于任何年龄的女性，但多见于绝经前后 50 岁左右的女性。

　　子宫肉瘤的病因迄今不明。大约 1/10 的子宫肉瘤患者做过盆腔放疗，也有学者认为子宫肉瘤与多产、早年分娩存在一定的关系。

　　子宫肉瘤有哪些症状呢？

　　1. 子宫肉瘤如果长在肌层内可能没有症状或仅有腹部疼痛症状。如原有肌瘤迅速增长，或是绝经后仍不断长大，要考虑肉瘤变的可能。

　　2. 如子宫肉瘤原发于子宫内膜，或由肌壁浸润到子宫内膜，往往会导致阴道不规则出血、月经过多，甚至绝经后出血。肿瘤坏死或形成溃疡时，可能排脓毒样或米汤样腥臭液。

　　3. 有时患者自己能摸到腹部肿块，特别是长有子宫肌瘤的患者的子宫会迅速增大。

4. 由于肿瘤迅速生长，患者可感到腹部胀痛或隐痛。

5. 肿瘤压迫可引起排尿障碍，以及腰骶部疼痛。

6. 随着肿瘤增大，子宫可明显增大、变软，有时可发现盆腔包块。

如何治疗子宫肉瘤

子宫肉瘤的治疗方法有手术治疗、放射治疗、化学治疗以及孕激素治疗。

手术治疗

子宫肉瘤的治疗以手术治疗为主。手术切除不仅要切除全子宫，还要切除双侧附件。如果肿瘤已侵犯宫颈，应尽可能做广泛性子宫切除。

放射治疗

一般不主张单纯做放射治疗。对复发或转移的晚期肉瘤患者，如果已经不能手术，可做姑息治疗，以延长生命。手术前后辅以放射治疗可提高疗效，放疗还可减少局部复发，推迟复发的时间。不同类型的子宫肉瘤对放疗的敏感性有差异，子宫内膜间质肉瘤对放疗较为敏感，子宫恶性中胚叶混合瘤次之，而平滑肌肉瘤对放疗不够敏感。

化学治疗

术后化疗可以延缓复发。

孕激素治疗

有研究认为，孕激素对子宫内膜间质肉瘤和子宫恶性中胚叶混合瘤有一定疗效。

总的来说，子宫肉瘤的预后较差。只有早期诊断，才能提高治疗效果。子宫肉瘤的早期诊断较困难，重要的是对子宫肌瘤予以重视。对于短期内迅速长大的肌瘤、绝经后继续长大的肌瘤，要警惕是否有恶变。

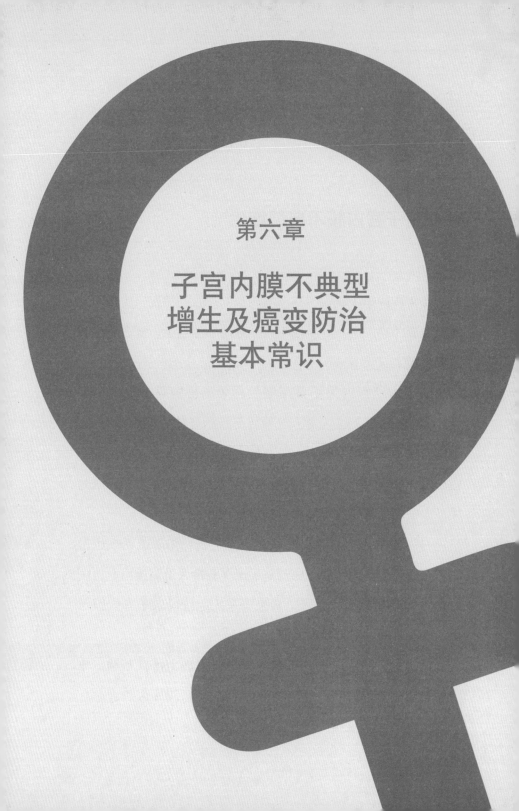

第六章

子宫内膜不典型
增生及癌变防治
基本常识

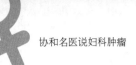

什么是子宫内膜不典型增生

子宫内膜增生是发生在子宫内膜的增生性病变，少数可以缓慢发展为癌。子宫内膜增生可以分为单纯增生、复合增生和不典型增生。

临床上子宫内膜不典型增生称为子宫内膜上皮内瘤变（EIN），被视为癌前病变。这种病与雌激素的长期刺激有关。子宫内膜不典型增生患者一般都是比较年轻的女性，80%的患者小于40岁，且比子宫内膜癌患者平均小10岁左右。子宫内膜不典型增生常导致月经异常和不孕。

月经异常是本病突出症状之一，常表现为阴道不规则出血、月经稀少，或闭经一段时间后出现长期大量阴道出血。闭经是本病的常见症状之一，如果能在闭经阶段做子宫内膜活检，就能早期发现、早期治疗。

据统计，80%以上的子宫内膜不典型增生伴有不孕。年轻而盼望生育的患者，经药物治疗后，大约30%可能受孕并足月妊娠。

子宫内膜不典型增生是怎样诊断出来的

子宫内膜不典型增生是用下列方法诊断出来的。

子宫内膜细胞学或组织学诊断

这是诊断子宫内膜不典型增生的"金标准",有以下方法。

1. 宫腔吸取物细胞涂片检查。本法操作简单,由于痛苦和危险较小,病人易于接受。

2. 子宫内膜组织活检。此方法能准确诊断单纯性增生、复合性增生、不典型增生和腺癌。

3. 扩宫刮宫术。子宫内膜不典型增生有时表现为散在的或单个病灶,所以必须对整个宫腔表面的内膜进行诊断。扩宫刮宫术所刮取的组织更为全面,但未刮到处仍可能遗漏病变,特别是双侧宫角及宫底处。

4. 负压吸宫术。负压吸引更易使内膜脱落,因此这种诊断结果更可靠。以上各种诊断方法中,负压吸宫术准确率最高。

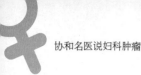

5. 宫腔镜检查。此法不但可以通过子宫内膜的外观了解内膜情况，而且可以进行刮宫术或负压吸引，因此这种检查更为细致、全面。

基础体温测定

通过基础体温测定可以了解患者有无排卵。即使是双相型体温，也可根据体温上升的幅度以及上升后维持的时间了解黄体功能是否健全。

血清激素水平测定

具体包括雌二醇、黄体酮、睾酮、促卵泡素、黄体生成素、泌乳素水平测定。

此外，还可做脑垂体蝶鞍 X 线摄像及眼底视野检查，以排除脑垂体瘤；以及 B 超检查或腹腔镜检查，了解有无多囊卵巢。

怎样治疗子宫内膜不典型增生

首先要明确诊断，查清病因，确定是否有多囊卵巢、卵巢功能性肿瘤、垂体瘤及其他内分泌问题。若有上述情况，应对原发疾病进行针对性治疗，同时对子宫内膜不典型增生进行对症治疗，可进行药物治疗或手术治疗。

治疗方案的选择应根据患者年龄、对生育的要求、身体健康情况等确定。年龄小于 40 岁者，癌变倾向低，可首先考虑药物治疗。年龄大于 50 岁者，如果经刮宫或内膜活检证实存在不典型增生，表明子宫内有存在癌的可能性，应直接切除子宫。如果合并高血压、糖尿病、肥胖、因年龄过大对手术耐受力差，也可考虑在随诊监测下先试用药物治疗。

药物治疗过程中应重视对不典型增生的监测（即定期进行刮宫），以指导用药、协助鉴别诊断高分化腺癌，尽早发现顽固性病例。

子宫内膜不典型增生癌变的高危因素有哪些

子宫内膜不典型增生发生癌变的高危因素有以下几种。

1. 年龄。绝经后子宫内膜不典型增生癌变率明显高于绝经前，所以年龄是癌变的一个重要高危因素。

2. 分级。子宫内膜不典型增生是否会发展为腺癌与增生的分级有关。轻度、中度、重度不典型增生的癌变率分别为 15%、24%、45%。

3. 对孕激素治疗的反应。如果子宫内膜对孕激素治疗反应不良，即用药无效，则需要警惕癌变的可能；或者虽有短暂反应，但停药很快复发，也要考虑癌变可能。

什么是子宫内膜癌

子宫内膜癌通常称为子宫体癌，指原发于子宫内膜的一组上皮恶性肿瘤。其中，子宫内膜腺癌最为常见，并有逐年上升趋势。

子宫内膜癌发病率上升主要有以下一些原因。

1. 更多的医疗检查，使该病得到发现和确认。

2. 外源性雌激素的普遍应用尤其是不当应用，与子宫内膜癌的发生率升高有关。当然，这并不意味着所有应用雌激素的人都会罹患子宫内膜癌。

3. 在某种意义上，子宫内膜癌的诊断范围被扩大。

子宫内膜癌虽然可见于任何年龄的女性，但它基本上是一种在老年女性中更为多见的肿瘤，它的平均发病年龄为 55 岁左右。

子宫内膜癌的发生与哪些因素有关

由于发展缓慢而且早期即可出现症状，绝大多数子宫内膜癌都可早期发现、早期治疗。子宫内膜癌的危险因素如下。

超重

肥胖可明显增加子宫内膜癌的发生风险。过多的脂肪会增加雌激素的储存，长期的雌激素的不良刺激与子宫内膜癌的发生直接相关。

未孕

未孕女性相比生过 1 个孩子的女性患子宫内膜癌的危险至少增加一倍，因不排卵而不孕的女性患此病风险更高。持续受雌激素的刺激，而又缺乏孕激素的对抗与调节，子宫内膜易增生和癌变。

晚绝经

52 岁以后绝经的女性发生子宫内膜癌的危险可能增高 2.5 倍，绝经期出现阴道出血的女性发生内膜癌的危险可能增高 4 倍。初潮年龄和子宫内膜癌的关系目前还不清楚。

糖尿病

患有糖尿病或糖耐量异常的女性，患子宫内膜癌的危险比正常人高 2.8 倍。

高血压

高血压患者患子宫内膜癌的危险比血压正常者增加 1.5 倍。正像肥胖、糖尿病容易合并子宫内膜癌一样，高血压也是垂体功能失调的一种表现，常与上述三者合并存在，此即所谓子宫内膜癌患者常有的"肥胖—高血压—糖尿病"三联征。

多囊卵巢综合征

多囊卵巢综合征患者因不排卵，而使子宫内膜长期处于高水平雌激素的作用之下。因缺乏孕激素的对抗调节和周期性的剥脱，子宫内膜常常出现增生性改变。

卵巢肿瘤

卵巢颗粒细胞瘤和卵泡膜细胞瘤能够产生较多雌激素，这些雌激素可长期刺激子宫内膜，使其增生甚至发生癌变。

外源性雌激素的应用

很多研究证明，长期应用外源性雌激素可以使子宫内膜癌发生的危险增加 4 ～ 15 倍。当然，这具体与剂量、用药时间、是否合并应用孕激素、病人本身的特点都有关系。

其他

长期单纯的子宫内膜增生癌变的机会很小，而复合子宫内膜增生如果得不到及时治疗，30% 左右可能发展成子宫内膜癌。

上述因素若同时存在，则更为危险。不孕、超重 15%、晚于 52 岁绝经若同时存在，更应警惕。

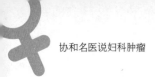

子宫内膜癌有哪些症状

阴道不规则出血

各种类型的子宫出血是子宫内膜癌最突出的症状。由于50% ~ 70% 的患者都是在绝经后发病，所以对于围绝经期或绝经后出血，即使是很少量出血或偶尔发生的出血，也要十分重视。幸运的是，80% 或更多的绝经后阴道出血并不是癌症引起的。未绝经的患者则表现为不规则出血或经量增多、经期延长。

阴道异常排液

如果子宫内膜癌表面有渗出或继发感染，阴道就会有血性或浆液性分泌物，可有恶臭，并常伴不规则阴道出血。

疼痛

少数病人有下腹疼痛的感觉，这主要是由病变较大突入宫腔引起宫腔痉挛引发的。病变在子宫下段或累及颈管时，宫腔积血或积脓会导致疼痛、压痛甚至感染。病变如果发生转移，会压迫神经丛而引起持续下腹、腰骶部或腿痛。

子宫增大

子宫内膜癌的患者约半数以上有轻度子宫增大的症状，宫体一般软而均匀。如果检查时发现子宫异常增大或表面有异常突起，往往可能是并发肌瘤或肌腺瘤，但也需要考虑癌组织穿出浆膜在子宫表面形成肿瘤的可能。

子宫内膜癌是怎样诊断出来的

如果出现阴道不规则出血或者绝经后出血等情况，要考虑子宫内膜病变的可能，做进一步检查。子宫内膜癌有下列诊断方法。

子宫内膜检查

子宫内膜活检和刮宫两种方法都能够获取子宫内膜。为了避免遗漏，出现下列情况时应进行诊断性刮宫。

1. 凡绝经后出血，都应视为一种"警告"。当排除萎缩性阴道炎及宫颈病变后，如果雌激素水平高，必须进行分段刮宫，要分别获得颈管和宫腔组织。

2. 病人有不排卵史，或内膜癌病变高危因素。

3. 阴道检查反复发现不正常细胞，而宫颈活检正常。

4. 怀疑患有卵巢颗粒细胞瘤或泡膜细胞瘤。

细胞学检查

此法多用于普查。

宫腔镜检查

宫腔镜检查可避免常规诊刮时的遗漏。有研究认为，宫腔镜检查可能引起内膜癌的扩散，所以一旦经宫腔镜活检确诊为子宫内膜癌，应尽早接受手术及其他后续治疗。

阴道和腹部B超检查

阴道和腹部 B 超能显示子宫内膜的厚度及影像，可提示子宫内膜有无异常回声，从而有助于诊断。

计算机断层扫描（CT）、核磁共振成像（MRI）、正电子发射计算机断层扫描（PET-CT）

这些检查手段主要用于观察宫腔、宫颈病变，特别是可观察肌层浸润深度、淋巴结转移等。

血清肿瘤标记物

可取血查 CA125、HE4 等，有助于诊断。

子宫内膜癌容易与哪些疾病混淆

子宫内膜癌容易与以下疾病混淆。

子宫内膜不典型增生

与子宫内膜癌多见于老年女性不同，子宫内膜不典型增生多见于育龄女性，常表现为阴道不规则出血、月经稀少或闭经一段时间后出现长期的大量阴道出血，常伴有不孕史。

子宫内膜增生和息肉

这两种病不规则出血的症状和子宫内膜癌相似，但血性分泌物或排液现象较少见。可通过子宫内膜病理学的检查结果确诊。

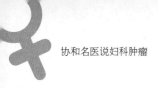

子宫肌瘤

子宫肌瘤一般也有子宫增大、出血等症状，所以应避免片面地诊断子宫肌瘤而丧失对癌症的警惕。若患有单纯黏膜下肌瘤，子宫大小可正常或稍大而不硬，出血的同时伴有阴道排液和血性分泌物，这些症状和内膜癌的症状十分相似。有不规则出血的子宫肌瘤患者，切除子宫前，一般要做诊断性刮宫，以排除同时合并子宫内膜癌的可能。

宫颈癌

宫颈癌和子宫内膜癌一般比较容易区别。宫颈癌的出血来源于宫颈或宫颈肿物表面，而子宫内膜癌的出血则来源于宫颈口内。但是，如果子宫内膜癌已经累及宫颈，与原发于宫颈管的癌就很难区别了。活检结果若为鳞癌，通常是原发于宫颈；若为腺癌，则难以鉴定来源。一般认为，对累及宫颈的子宫内膜癌，应按宫颈癌处理。

原发性输卵管癌

对于此病，阴道排液及阴道细胞涂片均能找到恶性细胞，这一点和子宫内膜癌相似。然而，输卵管癌患者的子宫内膜检查结果多为阴性，盆腔检查和 B 超检查可发现子宫旁包块，有时需要通过腹腔镜检查明确诊断。

为什么说绝经后出血是一种危险信号

绝经是指卵巢功能衰退，月经停止。完全绝经后 1 年的阴道出血，叫绝经后出血，俗称"倒开花"。之所以是危险信号，是因为它常常与女性生殖器官的病变甚至恶性肿瘤有关。不论出血量多少、持续时间多长、发生几次，都需要重视。

绝经后出血的常见原因如下。

肿瘤

常见的可引起绝经后出血的肿瘤有子宫内膜癌、子宫肉瘤、宫颈癌、阴道肿瘤等。某些卵巢功能肿瘤也会引起阴道出血。肿瘤放射治疗后的损伤和炎症也会导致少量出血。

阴道炎

老年性阴道炎、萎缩性子宫内膜炎以及其他原因引起的阴道炎，均可引发少量阴道出血。

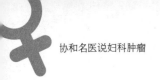

创伤

绝经后阴道上皮变薄、萎缩，稍有摩擦或刺激就可引起出血。

药物

还有一部分绝经后出血是由外源性药物造成的。比如，为了改善更年期症状而使用雌激素和含有雌激素的保健品，如果没有孕激素对抗，可刺激子宫内膜生长而引起出血。

一旦发生绝经后出血，应该及时就医，查明出血原因和部位，排除子宫内膜恶性病变。

子宫内膜癌的治疗方法

子宫内膜癌的治疗方法有手术、放疗、化疗及孕激素治疗。

手术

由于子宫内膜癌确诊时多为早期，因此手术在子宫内膜癌治疗中的地位很高。然而，关于子宫内膜癌的手术切除范围存在很大分歧。不同国家、不同医院甚至同一医院的不同医生都有不同的观点。

很多妇科肿瘤医生认为，早期的子宫内膜癌盆腔淋巴结转移率并不高，尤其是那些病变局限于内膜或者浸润深度不超过 1/2 肌层的高分化患者，因此让所有患者承担切除淋巴结的风险不合理。有研究显示，对于某些符合条件的子宫内膜癌患者，全子宫及双侧附件切除已经足够。

放疗

并不是所有子宫内膜癌都适合手术治疗。晚期的、极度肥胖、有多种内科疾病不适合手术的子宫内膜癌患者，可以进行放射治疗。手术后发现复发高危因素的患者，也需要辅助放疗。

化疗

Ⅱ型子宫内膜癌（子宫内膜浆液性乳头状癌、透明细胞癌等）的治疗原则是参照卵巢癌的治疗标准，即在全面的肿瘤细胞减灭术（除了切除子宫，双侧输卵管、卵巢，盆腔及腹主动脉旁淋巴结外，还要切除大网膜和阑尾）的基础上辅助化疗。对于晚期或复发性子宫内膜癌，无法进行放疗和手术者，也可以通过化疗进行挽救治疗。

此外，对于某些年轻且未生育、进行过手术和放疗治疗的

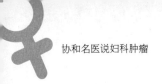

患者，可以用孕激素进行内分泌治疗。

什么情况下子宫内膜癌应做放射治疗

尽管子宫内膜癌的主要治疗手段是手术，但在有些情况下也要进行放射治疗，或单独进行，或配合其他治疗手段。

术前放疗

1. 术前全量腔内加体外照射。此种治疗多用于接近晚期的患者，部分病例放疗后病情可改善。放疗后肿瘤体积缩小，可通过手术切除。

2. 术前腔内放疗。大多数情况下，先在手术前进行放疗，8周后再做手术。放疗后，残存肿瘤细胞已无增殖功能，肿瘤进展威胁较小。

3. 术前体外照射。子宫参照妊娠 10 ～ 12 周较大，或者临床怀疑有淋巴转移或蔓延至子宫外，术前采用一定剂量的体外照射相比腔内照射能更充分地照射子宫壁、子宫角，从而可达到术前照射目的。

术后放疗

有复发高危因素的患者，术后应进行辅助放疗。

子宫内膜癌的内分泌治疗是怎么回事

子宫内膜癌的内分泌治疗就是用性激素类药物进行治疗，所用的主要药物是孕激素。孕激素治疗主要用于以下情况：早期高分化子宫内膜癌或子宫内膜癌癌前病变（如不典型增生）且需要保留生育功能的患者；不能做手术也无法耐受放疗的患者；复发的患者；手术或放疗后的辅助治疗。

什么类型的子宫内膜癌能进行化疗

早期的Ⅰ型子宫内膜癌，主要的治疗方法是手术，然后可根据是否有复发的危险决定是否辅助放疗，一般不化疗。

Ⅱ型子宫内膜癌（如子宫内膜浆液性乳头状癌、透明细

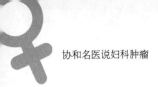

胞癌等），需要参照卵巢癌的治疗策略，即先进行肿瘤细胞减灭术（切除子宫、双附件、大网膜、阑尾、盆腔及腹主动脉旁淋巴结），然后参照卵巢癌的治疗方案进行化疗。

对于晚期、不适合手术也不适合放疗的 I 型子宫内膜癌以及复发的子宫内膜癌，可以用化疗进行挽救治疗。

子宫内膜癌可以预防吗

预防子宫内膜癌主要是针对子宫内膜癌的高危因素采取措施，以降低发病率；或者早期诊断和治疗，以降低死亡率。主要措施如下。

1. 重点关注异常的阴道出血、绝经后出血、阴道异常排液等情况。合并肥胖、高血压、糖尿病的女性，更要提高警惕。

2. 鉴于子宫内膜癌与糖尿病、高血压和肥胖的密切关系，健康的生活方式和保持理想的体重是经济又高效的预防措施。

3. 对于更年期异常出血，一定要搞清楚出血原因。

4. 对于子宫内膜增生，特别是不典型增生，应积极给予治疗并严密随诊。疗效不好者，应及时切除子宫。若患者无生育要求，或年龄较大，可不做保守治疗，直接切除子宫。

5. 更年期女性使用雌激素进行补充治疗时，应在医生指导下同时使用孕激素。

子宫内膜癌复发后应该怎么办

子宫内膜癌的复发率一般在 10% ~ 20%，多数出现在治疗后 3 年之内。如果治疗 5 年后仍无复发迹象，那么之后复发的概率就很小了。子宫内膜癌的复发有两种：一种是手术局部复发，如切除子宫后在阴道、盆腔又出现肿瘤；另一种是远处转移或复发，即身体其他部位又长了肿瘤。

局部复发

局部复发后可以手术、放疗、化疗，或联合使用这几种方法进行治疗。大的、能切除的病灶要手术切除。如果患者已做放疗，可做扩大或根治性手术。阴道穹窿复发而未曾做过放疗的患者，可以做阴道腔内照射结合外照射。子宫旁复发的患者，如果没有做过放疗，可做全盆腔照射。对于既不能手术，

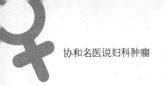

也不能放疗的复发者，可以进行化疗和激素治疗。

远处转移

子宫内膜癌术后发生远处转移或复发，手术和放疗的作用都不大，一般可通过化疗来稳定病情或缓解症状。

尚未生育的女性患子宫内膜癌怎么办

子宫内膜癌多数发生于 50 岁之后的女性身上，但是仍有10% 的子宫内膜癌患者年龄在 40 岁之前。由于种种原因，一些女性患子宫内膜癌时还没有生育。如果按照常规进行全子宫，双侧卵巢、输卵管，以及盆腔淋巴结切除，尽管可治愈癌症，但患者会因此丧失生育能力。因此，某些子宫内膜癌患者可不做手术，而使用大剂量孕激素来逆转已经发生癌变的子宫内膜，从而保留生育功能。如果治疗得当，这种方法的成功率在 90% 左右。

那么，哪些患者能用这种方法保留生育功能呢？目前认为，满足下列条件的患者可做这种治疗。

1. 年龄小于 40 岁；

2. 未育；

3. 所患肿瘤为子宫内膜腺癌；

4. 所患肿瘤为高分化癌；

5. 免疫组化显示孕激素受体阳性；

6. 血清 CA125 水平正常（<35 U/mL）；

7. 无子宫肌层浸润；

8. 无子宫外病灶；

9. 渴望保留生育功能；

10. 肝肾功能正常。

用大剂量孕激素治疗子宫内膜癌有一定失败率，而且在治疗过程中部分疾病可能进一步恶化。另外，有不孕史的患者有可能存在内分泌问题，即使保住子宫也不一定能成功妊娠。这些情况患者都需要了解。

进行保守治疗后，患者自然妊娠率较低，可能与潜在的内分泌紊乱有关，一般建议采用助孕技术提高妊娠率。

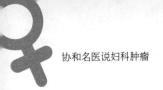

什么是特殊类型的子宫内膜癌

　　除了常见的子宫内膜样腺癌以外，还有大约 20% 的子宫内膜癌被称为特殊类型的子宫内膜癌，又称为 II 型子宫内膜癌，如子宫内膜浆液性乳头状腺癌、透明细胞癌、腺鳞癌等。这些子宫内膜癌分化差、容易转移、预后不佳。子宫内膜浆液性乳头状癌约占子宫内膜癌的 10%，半数以上已经发生腹腔内或更远处转移。子宫内膜透明细胞癌是第二种常见的特殊类型子宫内膜癌，约占子宫内膜癌的 5%，极易浸润。目前，针对这一类肿瘤，已有新的治疗方法，且已取得一定疗效。

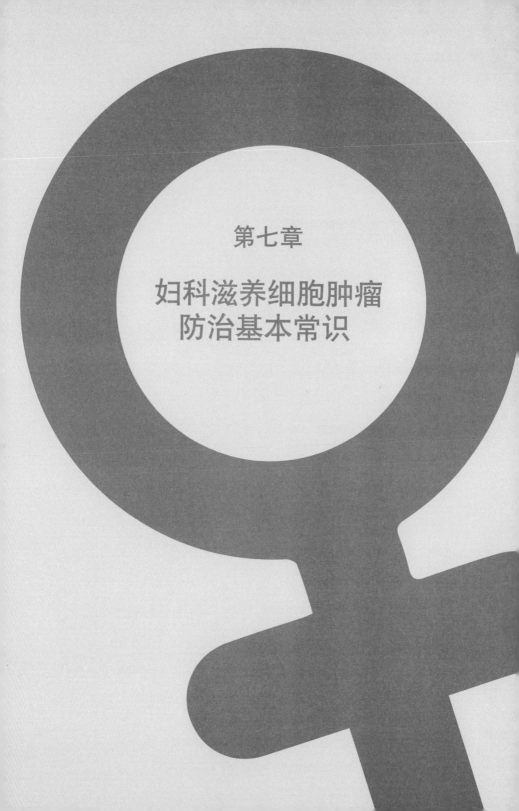

第七章

妇科滋养细胞肿瘤
防治基本常识

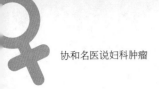

什么是滋养细胞肿瘤

所谓滋养细胞肿瘤，是指由胚胎滋养细胞发生恶变而形成的肿瘤。什么是滋养细胞呢？我们知道，卵子在输卵管的壶腹部与精子相遇并结合后，形成的受精卵会沿着输卵管向宫腔方向移动，同时也开始了细胞分裂，将在子宫腔逐渐形成胚胎，进而发育为胎儿和胎盘。胚胎的外层细胞可以从母体吸收营养以供胚胎生长，所以叫"滋养层"。滋养层的细胞就是原始的滋养细胞。滋养细胞生长很快，会在胚胎表面形成许多像绒毛一样的突起，将来会发育成胎盘。每个绒毛突起周围都环绕着滋养细胞，中间部分叫作间质，滋养细胞和间质发生恶变形成的肿瘤，就叫滋养细胞肿瘤。

滋养细胞肿瘤可分为良性和恶性。其中良性肿瘤指的就是葡萄胎 (古代称为"鬼胎")。恶性肿瘤则包括一组疾病，其中最常见的是侵蚀性葡萄胎（简称"侵葡"，以前也叫作"恶性葡萄胎"或"恶葡"）和绒毛膜癌（简称"绒癌"）。

滋养细胞肿瘤绝大多数发生在妊娠之后，因此它的发病时间易于追溯，发展过程也易于观察。这一类肿瘤细胞能分泌一种特殊的激素——人绒毛膜促性腺激素（HCG）。这种激素可帮助诊断病情，医生根据它的变化可观察病情的变化。因此，临床医生常常把 HCG 检查作为监测病情变化和评估疗效的重要手段。

葡萄胎是怪胎吗

葡萄胎是一种良性的滋养细胞肿瘤，因为看上去就像一串串葡萄，因而称为葡萄胎。葡萄胎可以分为完全性葡萄胎和部分性葡萄胎。完全性葡萄胎完全看不到胎盘结构，部分性葡萄胎可以看到胎盘结构。

典型的葡萄胎诊断并不困难，但葡萄胎早期或不典型时，不容易与先兆流产区分。诊断葡萄胎的常用方法有两种：一是 HCG 测定，葡萄胎患者体内 HCG 含量明显高于正常妊娠者；二是超声检查，超声扫描宫腔见不到胎儿及胎盘，只可见雪花纷飞样特殊图像。

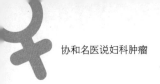

葡萄胎一经诊断，应尽早处理。最常用的处理方法是吸宫，即将葡萄胎从子宫内吸出来。

葡萄胎与哪些因素有关

葡萄胎患者一般都是育龄女性。据临床资料统计，患者年龄最小为 14 岁，最大可达 56 岁。葡萄胎的病因并不十分清楚，但研究表明，以下因素与葡萄胎的发生有一定的关系。

种族因素

葡萄胎多见于亚洲各国。日本葡萄胎妊娠的发生率约为 1/1000，大约高出欧美国家 3 倍。我国葡萄胎平均发生率约为 1∶1290。

营养因素

葡萄胎的发生可能与饮食习惯有关，患者多见于食米国家。如果将米放在水中煮很长时间，米就会丢失大量的蛋白质及维生素。研究还表明，饮食中胡萝卜素及动物脂肪的缺乏也可能导致葡萄胎发生率增加。所以，及时补充胡萝卜素、维生素 A、动物脂肪等可以预防葡萄胎。

感染因素

葡萄胎的发生还与病毒感染有关。有人曾在葡萄胎组织中分离出一种"亲绒毛病毒"，但它们之间的确切关系还有待进一步研究。

内分泌失调

孕妇年龄大于 35 岁，葡萄胎的发生率将成倍增加；孕妇年龄超过 40 岁，葡萄胎的发生率则为其他人的 7 倍。这说明葡萄胎的发生与卵巢功能衰退有关。动物实验表明，雌激素不足是葡萄胎的诱发因素之一。

遗传因素

人有 46 条染色体，其中 23 条来自父亲，23 条来自母亲。而完全性葡萄胎虽绝大部分有 46 条染色体，但均来自父亲，无母源成分；部分性葡萄胎则多有 69 条染色体，其中 46 条来自父亲，23 条来自母亲。这说明，过多的父源染色体成分有可能导致葡萄胎。

葡萄胎有哪些症状

葡萄胎同样会导致停经和早孕反应，但随着妊娠的进展，临床上常出现以下典型症状。

阴道流血

葡萄胎患者常于停经 1 ~ 2 个月甚至 2 ~ 3 个月开始出现反复阴道流血。开始时，出血量不多，容易被误诊为先兆流产而给予保胎治疗。直至葡萄胎自行排出前，常发生大量出血，严重者可危及生命。

妊娠呕吐及妊娠高血压综合征

葡萄胎患者的呕吐反应常重于正常妊娠者。少数病人除妊娠呕吐外，还会出现蛋白尿、浮肿、高血压等妊娠高血压综合征的相关症状。严重者甚至会发生抽搐、昏迷、心力衰竭等。

子宫异常增大

由于葡萄胎的迅速增长以及宫腔内出血，子宫体积多增长较快。多数患者可发现子宫体积明显增大。

卵巢黄素化囊肿

在大量 HCG 的刺激下，患者一侧或双侧卵巢往往呈多房性囊肿改变。在葡萄胎排出、子宫体积缩小后，能检查到黄素化囊肿。随着体内 HCG 水平的下降，黄素化囊肿随之逐渐缩小，一般可于 1 ~ 3 个月甚至 6 个月后自然消失。

咯血（即咳出的痰中带血丝）

少数葡萄胎患者有咯血症状，而胸片检查并无异常。葡萄胎排出后，患者的咯血症状多能自然消失。

怎样治疗葡萄胎

葡萄胎一经诊断，应立即清除。主要的处理方法是经阴道吸宫。如果妊娠月份较大，可能会进行二次甚至三次吸宫，但原则上清宫次数以两次以下为宜。因葡萄胎清宫时可能出现大

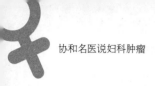

出血，术前应做好输血准备。

　　过去认为，如果葡萄胎超过 5 个月大小，清宫难度较大，可以经腹部剖宫吸去葡萄胎。如果患者年龄较大且无生育要求，也可以不清宫，直接切除子宫。但是，由于手术时会挤压子宫，致使葡萄胎发生远处转移，因此后来多不主张腹部手术。如果病人年龄较大要求手术切除子宫，也应在清宫后观察一段时间，待血绒毛膜促性腺激素恢复正常再进行手术。

清除葡萄胎后为什么要按时随诊

　　不要以为清除葡萄胎之后就万事大吉了。有约 **20%** 或更多的病人可进一步发生恶性病变，严重者会危及生命。迄今为止，还没有准确预测葡萄胎是否会发生恶变的可靠方法。因此，所有患葡萄胎的病人均应进行严密监测，一旦出现异常，应立即进行治疗。

哪些葡萄胎患者应该进行预防性化疗

葡萄胎发生恶变的概率为 20% 左右。病人存在某些高危因素时，恶变率将明显增加。如进行预防性化疗，能有效防止葡萄胎恶变。

临床上常见的葡萄胎恶变的高危因素有哪些呢?

1. 患者大于 40 岁，恶变率可达 37%。如患者大于 50 岁，56% 的患者会发展为恶性葡萄胎。即，随着年龄的增加，恶变率会明显增加。因此，年龄较大的葡萄胎患者应进行预防性化疗。

2. HCG 水平大于 1000000 国际单位 / 升时，恶变率将明显增加。

3. 子宫体积明显过大说明葡萄胎的滋养细胞增生非常活跃。滋养细胞的过度增生预示着恶变率会明显增加。

4. 葡萄胎患者如合并一侧或双侧卵巢黄素化囊肿，特别是当囊肿直径大于 6 厘米时，恶变概率将明显增加，可达 40%。

5. 病理检查以小葡萄状水泡为主。小葡萄状水泡是指单个

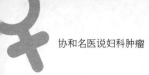

"葡萄"（单个水肿的绒毛）直径小于 0.4 厘米，它提示滋养细胞增生活跃，恶变概率将随之增加。

6. 重复性葡萄胎患者，恶变的可能性将增加 3 ～ 4 倍。

以上所述均为葡萄胎恶变的高危因素。具有上述因素的患者，恶变率在 40% ～ 50%。因此，对这类葡萄胎患者进行预防性化疗是十分必要的。

重复性葡萄胎是怎么回事

重复性葡萄胎指葡萄胎患者治愈后再次或多次妊娠后反复出现葡萄胎。

一般认为，发生一次葡萄胎之后，再次出现葡萄胎的风险为 1%；发生两次葡萄胎之后，再次出现葡萄胎的风险高达 15% ～ 20%。虽然葡萄胎患者治愈后，发生重复葡萄胎的机会比正常人略高，但绝大多数都能正常怀孕、分娩。因此，过分担心是没有必要的。

恶性滋养细胞肿瘤怎样才算治愈

恶性滋养细胞肿瘤对化疗十分敏感，基本可以根治。一般而言，满足以下 3 方面条件可算治愈。

1. 每周检测 1 次 HCG，连续 3 次正常。

2. 临床症状消失，如阴道出血好转，咳嗽、咯血消失等。

3. 其他器官转移灶均消失或坏死纤维化。

临床治愈后，患者经巩固化疗之后，定期随诊观察即可。

恶性滋养细胞肿瘤的预后与哪些因素有关

以下因素对恶性滋养细胞肿瘤预后具有十分重要的影响。

患者年龄

年龄大于 40 岁的患者，预后比小于 40 岁的患者差。

末次妊娠性质

恶性滋养细胞肿瘤来自葡萄胎患者，预后好于来自流产及足月产患者。

发病至明确诊断的间隔时间

诊断越早，治疗越及时，预后越好。反之，预后较差。

HCG水平

该激素水平越高，说明肿瘤细胞增殖分裂越活跃，侵蚀能力越强，恶性程度越高。

肿瘤病灶大小

无论原发灶，还是转移灶，直径越大，预后越差。

转移瘤部位及数目

肝、脑转移者，预后最差；胃肠道、脾、肾转移者，预后亦较差。转移瘤数目越多，治疗效果越差。

是否接受过化疗

如接受过化疗，发生耐药的可能性增高，预后也将受影响。

为进一步提高恶性滋养细胞肿瘤的治疗效果，改善患者预后，应尽早诊断、及时化疗。

恶性滋养细胞肿瘤患者治愈后还能生育吗

恶性滋养细胞肿瘤患者治愈后可以生育。一般建议恶性滋养细胞肿瘤患者治愈后一年之内最好严格避孕，密切随访。如有生育要求，应在随访正常 1 ～ 2 年之后再妊娠。

恶性滋养细胞肿瘤肺、脑转移后能进行手术治疗吗

恶性滋养细胞肿瘤对化疗十分敏感，治愈率可达 80% 以上。即使发生了脑转移，仍有 50% 以上的患者可以治愈。

一般而言，对发生肺、脑转移的患者，主要的治疗方法还是化疗。多数患者经化疗后，肺、脑转移灶能逐步消失。有

少部分患者肺、脑转移经多疗程化疗后，病变消退不完全。若转移灶已发生耐药，可以考虑手术切除，以缩短治疗时间。另外，对脑转移病灶较大、颅内压急剧升高、濒临脑疝的患者，可进行开颅手术切除病灶，使患者不至于死于脑疝而获得进一步接受化疗甚至治愈的机会。

什么是非妊娠性绒癌

非妊娠性绒癌是一种极为少见的肿瘤，与妊娠无关，在男女两性中均可发生，原发病灶可以在生殖器内，也可以在生殖器以外，在生殖器内多见于男性的睾丸和女性的卵巢，在生殖器外可发生于纵隔、腹膜后、肺、胃肠道等部位。

非妊娠性绒癌比较罕见，因此早期诊断较为困难，多在晚期被发现。对于男性女性化、女性性早熟等典型症状，应引起怀疑，及时进行 HCG 测定，以及 X 线胸片、肺部 CT 等检查，以便及早诊断。

非妊娠性绒癌的治疗方法是手术和化疗相结合。患者要有信心。

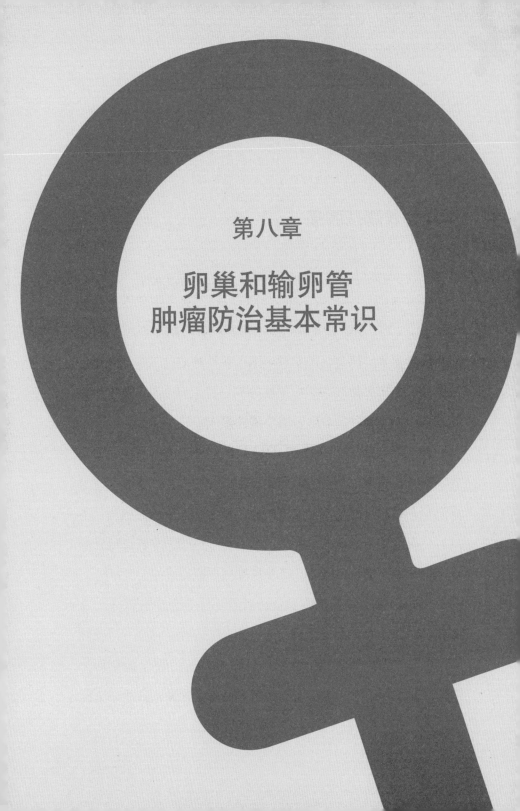

第八章

卵巢和输卵管
肿瘤防治基本常识

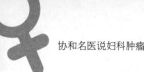

卵巢会长哪些肿瘤

卵巢肿瘤是妇科最常见的肿瘤，约占女性生殖器肿瘤的1/3。近几十年来，卵巢恶性肿瘤的发病率增加了 2 ~ 3 倍，并有逐渐上升的趋势，占女性生殖器恶性肿瘤的 20%。卵巢恶性肿瘤死亡率更是高居妇科恶性肿瘤之首。可以说，在妇科恶性肿瘤中，卵巢肿瘤对患者健康威胁最大。

1973 年，世界卫生组织（WHO）制定了国际统一的卵巢肿瘤分类，将 60 多种卵巢肿瘤分为九大类。这一分类一直沿用至今。它们分别是体腔上皮肿瘤、性索间质肿瘤、脂质（类脂质）细胞瘤、生殖细胞肿瘤、性腺母细胞瘤、非卵巢特异性软组织肿瘤、未分类肿瘤、转移性肿瘤和瘤样病变。

上面的每一大类，还可分为若干小类。肿瘤又可分为良性和恶性，还有少数介于良恶性之间（交界性肿瘤）。在给肿瘤命名时，按照惯例，良性的一般称为"瘤"，恶性的则称为"癌"。卵巢肿瘤中，体腔上皮肿瘤遵循这个规律。其他卵巢肿瘤，有些称为瘤却是恶性，如内胚窦瘤、未成熟畸胎瘤、无性细胞瘤、库肯勃瘤、颗粒细胞瘤等。

卵巢增大就是长肿瘤了吗

虽然卵巢可以发生很多种肿瘤，但卵巢增大并不意味着长了肿瘤。很多原因都可以引起卵巢增大。卵巢增大可分为非肿瘤性增大和肿瘤性增大两类。

非肿瘤性增大

非肿瘤性增大可分为两种情况。

1. 生理性卵巢肿大。排卵前，卵泡增大后会形成 1 ~ 2 厘米的"囊肿"，排卵后即消失。黄体期，卵巢黄体形成，为可能到来的妊娠准备孕激素。此时，超声检查可能发现一个数厘米的囊肿，月经后即可消失。此外，妊娠早期（前 1 ~ 3 个月），卵巢需要为胚胎生长提供足够的孕激素，故可能增大，形成所谓的妊娠黄体囊肿。一般在孕 3 个月后因为胎盘形成，卵巢会逐渐缩小或不继续增大。

2.因某些疾病引起的卵巢肿大。常见的有卵巢滤泡囊肿、黄体囊肿、多囊卵巢综合征等。这些非肿瘤性原因引起的卵巢肿大，是育龄女性卵巢增大最主要的原因，需与真正的卵巢肿瘤相鉴别。由上述非肿瘤性原因引起的卵巢肿大，有可能自行缩小或消失。

肿瘤性增大

此即各种病理性肿瘤。这是一大类肿瘤，性质上可分为良性、恶性、交界性三类；质地上可分为囊性、实性、囊实性三类；组织来源上可分为上皮性、生殖细胞性、性索间质性、卵巢非特异性、转移性等。不同的卵巢肿瘤病理特点及临床表现可能差异很大，故预后和处理方案也大不相同。

与上述生理性卵巢增大不同，真正的卵巢肿瘤一般不会自行消失，其发展速度和表现依其性质而不同。良性者生长慢，即便有时长得很大，也没有症状，或者说对全身健康状况影响较小；而恶性者生长迅速，很快就会使患者一般情况恶化。当然，不同恶性肿瘤的恶性程度和生长方式也有差别。因此，有些患者有保留生育功能的希望，有些则需首先考虑延长生命的问题。

尽管卵巢增大不全都是肿瘤引起的，但发现卵巢包块需引起足够重视，要及时就医。一般而言，如果发现卵巢有实性肿块，不论有多大，都应考虑病理性肿瘤的可能。卵巢单纯囊性包块，且直径小于5厘米，有可能是非肿瘤性的，可以观察3个月经周期（或3个月）。若仍不缩小，或反而增大，则应特别重视。

怎样知道是否长了卵巢肿瘤

卵巢位置深在盆腔，长了肿瘤后很难察觉。卵巢肿瘤不长到一定大小或产生症状，患者自己一般发现不了。而且，除了有分泌激素功能的卵巢肿瘤，其他卵巢肿瘤一般不引起月经改变，这就让患者又少了一个发现异常的机会。

随着肿瘤长大，多数人会有不舒服的感觉。卵巢肿瘤长大会牵扯周围腹膜、压迫其他脏器，或形成长蒂随患者体位改变（比如突然站起）、肠管的蠕动等在盆腔内移动，从而导致患者出现下腹不适甚至疼痛。并且，除非卵巢肿瘤发生急性扭转或破裂，这种疼痛或不适多为慢性可忍受的隐痛，因此很容易被患者忽略。有时，肿瘤已经很大了，甚至在腹部可以摸到，但很多病人可能会误以为自己"发福"了而延误就诊。有些患者因在平卧时或排便后摸到腹部包块而就诊，但此时肿瘤一般已经很大了。

　　肿瘤可以压迫膀胱，使人尿意频繁；或是压迫直肠，导致便秘。也有少数恶性肿瘤患者，就诊时肿瘤及腹水已充满整个腹腔，并有全身消耗的"恶病质"状态。这种情况随着人们生活水平及健康意识的提高，现今已较少见到。

　　上述情况提示，卵巢肿瘤较小时很难有特异性症状提示患者就诊，因此建议每年进行常规妇科查体，必要时辅助超声等影像学检查。当然，发现盆腔包块后，其是否来源于卵巢、性质如何、是否要手术，需要专科医生做诊断。

卵巢肿瘤有哪些检查方法

　　70% 的卵巢癌发现时已属晚期。因此，早期筛查以尽早发现卵巢癌非常重要。目前，常用的诊断卵巢肿瘤的方法有以下几种。

主观症状

卵巢肿瘤早期虽无特异性症状，但应警惕下腹痛、排便异常等信号。对于月经的改变，也应重视，要及早就诊。此外，排空膀胱后平卧若可摸到腹部包块，或短期内腹围、腰围增大，也要予以关注。

妇科查体

尽管目前有许多影像学检查，但仍不能忽视妇科查体。针对卵巢肿瘤，盆腔检查能发现包块位置、质地、大小、与子宫的关系、活动程度（是否与周围脏器粘连）、是否有压痛，以及子宫直肠窝是否饱满、是否有结节且这些结节是否有触痛。有些临床信息是不能靠影像学检查获得的。盆腔包块的上述特点，对临床判断肿瘤良恶性、手术方式的选择、如何进行有针对性的术前准备都非常重要。因此，尽管双合诊和三合诊的确会令被检查者有些不适，但患者还是应尽量在医生指导下配合查体。如果嫌麻烦而省略门诊盆腔检查，可能遗漏重要的临床信息，有时会导致不必要的误诊。

超声检查

超声检查已经成为盆腔包块的常规辅助检查，其优点是无创、可反复进行。通过超声检查，能得知肿瘤部位、大小、性质（囊性、实性或囊实性）、血流是否丰富，从而协助判断包块的来源和良恶性。但超声检查对小于 1 ~ 2 厘米的肿瘤有可能漏诊。

其他影像学检查

腹部 X 光片检查能发现一些卵巢成熟畸胎瘤。计算机断层扫描（CT）和核磁共振成像（MRI）是比较先进的技术，可以发现盆腔包块，在怀疑有恶性肿瘤时可协助判断肿瘤范围、与邻近器官的关系以及是否有远处器官和淋巴结转移等。

腹腔镜检查

通过腹腔镜，可直接对整个盆腔和腹腔进行观察，看到盆腔和腹腔内肿瘤的大体情况，对卵巢肿瘤的早期诊断有重要价值。对恶性肿瘤，通过腹腔镜，还可了解其浸润范围及程度，甚至进行初步分期。

细胞学检查

有大量腹水，怀疑有恶性卵巢肿瘤时，可进行腹腔穿刺，对腹水进行细胞学检查。在做腹腔镜或剖腹探查时，也可留取腹水或腹腔冲洗液做细胞学检查。但这种检查的准确性比病理诊断低。

肿瘤标记物

和其他肿瘤一样，卵巢肿瘤也能制造和释放抗原、激素、酶等多种产物。这些物质可通过免疫学、生化等方法测出，称为肿瘤标记物，可提示存在某些肿瘤。卵巢肿瘤常用的标记物有以下几种。

1. 癌胚抗原 125（CA125）。CA125 对于卵巢上皮性肿瘤的诊断和术后随诊有一定价值。

2. 甲胎蛋白（AFP）。此为卵巢内胚窦瘤最好的肿瘤标记物。患有未成熟畸胎瘤时，此项也可升高。

3. 绒毛膜促性腺激素 β 亚单位（β-HCG）。这是滋养细胞肿瘤特异性很高的标记物。

4. 雌激素。卵巢颗粒细胞瘤及泡膜细胞瘤（卵巢间质来源肿瘤）都可产生高水平的雌激素，并引起相应症状，如绝经后出现阴道出血、子宫内膜增厚等。

5. 乳酸脱氢酶。乳酸脱氢酶在卵巢恶性肿瘤患者的血清及腹水中的含量会明显升高，无性细胞瘤（生殖细胞的一种）患者更是如此，故乳酸脱氢酶测定对辅助诊断有一定意义。

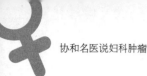

常见的卵巢良性肿瘤有哪些

卵巢肿瘤绝大多数是良性的，而且以囊性的居多。卵巢良性肿瘤可发生于任何年龄的女性，但大多数发生在育龄女性身上，即 20 ~ 50 岁的女性身上。常见的卵巢良性肿瘤可分为囊性肿瘤和实性肿瘤。

卵巢囊性肿瘤

卵巢囊性肿瘤又可分为非肿瘤性囊肿和卵巢肿瘤两种。

1. 非肿瘤性囊肿主要有滤泡囊肿、黄体囊肿、黄素囊肿、妊娠黄体瘤、多囊卵巢等。这些病变的特点是长到一定大小就不再长了，多数直径为 4 ~ 6 厘米，除非发生并发症（如破裂、扭转等），一般没有症状，可自然消退，不用治疗。对于这些病变，要严密观察，一般观察 3 个月经周期。如果与妊娠有关，多观察至妊娠 4 个月后。如果没有缩小或增大，可考虑是肿瘤性的。

2. 卵巢肿瘤一般包括以下几种。

一是浆液性囊腺瘤。其约占良性卵巢肿瘤的 **25%**，多为单侧，大小不一，表面光滑，囊内有清亮的淡黄色浆液样囊液。浆液性囊腺瘤分为单纯型和乳头型两种：前者只有一个囊腔（单房），囊内壁光滑；后者常有多个囊腔（多房），其中可见多个乳头状突起。浆液性囊腺瘤的预后很好，但有恶变可能。

二是黏液性囊腺瘤。其约占卵巢良性肿瘤的**20%**，多为单侧，大小相差极大（小者仅数毫米，而大者可占满整个腹腔），常为多房，囊内液呈胶冻状，囊内壁一般没有乳头。如果肿瘤自发破裂，瘤细胞可广泛种植于腹膜，形成腹膜黏液瘤。腹膜黏液瘤虽然仍为良性，但因手术不能完全切除，且术后很容易复发，甚至可造成肠梗阻，因此处理起来比较棘手。

三是成熟囊性畸胎瘤。其又称皮样囊肿，是最常见的卵巢良性肿瘤。囊肿内充满油脂、毛发、骨骼（牙齿）等。

实性肿瘤

良性实性卵巢肿瘤不多，主要有以下几种。

1. 纤维瘤。纤维瘤由卵巢纤维细胞形成，由于常伴有腹水甚至胸腔积液，易被误诊为恶性肿瘤。

2. 泡膜纤维瘤。泡膜纤维瘤多为单侧，比其他良性肿瘤更容易复发，能分泌雌激素和雄激素。

3. 卵巢平滑肌瘤。卵巢平滑肌瘤较罕见，与子宫肌瘤有些类似，有时易被误诊为浆膜下子宫肌瘤。

实性卵巢肿瘤虽然可为良性，但很难与恶性卵巢肿瘤相鉴别，故不论其大小，均以手术切除为宜。

良性卵巢肿瘤发展缓慢，早期多无症状，往往在妇科检查中偶然被发现。中等大小的肿瘤可引发腹部不适，有时患者在清晨空腹时可自己摸到包块。肿瘤进一步增大可发生压迫症状，如尿频、尿急、大小便不畅等。肿瘤巨大时可引起腹胀、心慌、呼吸困难、不能平卧等。如果发生并发症，可导致腹痛、内出血甚至休克。良性卵巢肿瘤，即使是双侧发生，也有部分正常卵巢组织，故很少引起月经失调。

卵巢瘤样病变是怎么回事

卵巢瘤样病变是一类卵巢疾病，与肿瘤相似但并非真正的卵巢肿瘤，是生育年龄女性卵巢增大的最主要原因。其主要有以下几类。

1. 单发性滤泡囊肿。此为常见的卵巢囊肿，单侧，直径一般不超过 5 ~ 6 厘米，内部为黄色清亮液体，可发生于绝经前任何年龄的女性，多数无症状，偶尔伴有月经周期紊乱（多为短暂的停经或功能性子宫出血）。此病可因囊肿破裂出血或扭转而被误诊为宫外孕或炎症。绝大多数囊肿可在两个月内自然消除，因此不用治疗，但应定期复查。

2. 黄体囊肿及黄素囊肿。两者形成原因、特点均不同。

3. 妊娠黄体瘤。它只发生在妊娠的后 3 个月，患者多数为 30 岁以下的经产妇。肿物多为双侧，实性，直径为 6 ~ 15 厘米。大多数妊娠黄体瘤都是在剖宫产术中或产后绝育术中偶然发现的。

4. 多囊卵巢。此即由于月经调节失常而引起的双侧卵巢多囊性增大（可增大 1 ~ 4 倍），为均匀性，并伴有一系列临床症状，如多毛、肥胖、月经稀发、闭经、不孕等。

5. 子宫内膜异位症囊肿，又称"巧克力囊肿"。患者以痛经为主要症状。有些患者存在不孕问题。有的患者无症状而在常规查体时发现盆腔包块、CA125 轻度升高。

此外，常见的卵巢瘤样病变还有卵巢水肿、卵巢冠囊肿等。

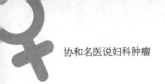
卵巢纤维瘤是怎么回事

卵巢纤维瘤是良性的结缔组织肿瘤，约占卵巢实性肿瘤的20%，多发于中老年女性，平均发病年龄为46岁。

卵巢纤维瘤的直径一般为4～6厘米，白色，实质性，坚硬，是质地最为坚硬、密度最大的肿瘤，表面光滑，有包膜。

卵巢纤维瘤虽然是良性肿瘤，但有时可伴有腹水及胸腔积液，尤其是肿瘤直径在10厘米以上时，这就是麦格综合征。

纤维瘤合并的胸腔积液和腹水，有时可产生压迫症状，有时可被误诊为晚期卵巢癌。实际上，卵巢纤维瘤是良性的，手术切除肿瘤后，胸腹水很快能自行消失，预后很好。40岁以上的女性可以做全子宫双附件切除术，年轻女性可保留生育功能。

什么是卵巢畸胎瘤

畸胎瘤是卵巢生殖细胞肿瘤中最常见的一种，97% 是囊性成熟畸胎瘤，又叫皮样囊肿。本病既可发生于幼女，又可见于老妇人，但绝大多数患者的发病年龄为 20 ～ 30 岁。

皮样囊肿多中等大小，常带有一个蒂，而且肿瘤的内容物轻重不等，重心一般偏向一侧，沉甸甸的，很容易发生扭转。肿物扭转时会引发剧烈腹痛和恶心。皮样囊肿需要手术治疗。不过对年纪小的病人，不一定要切除卵巢，可以剥除肿瘤而保留其余正常卵巢组织。除非肿瘤太大、破坏正常卵巢组织过多，否则一般不影响术后月经来潮。25% 左右的皮样囊肿会发生于双侧，因此术中要仔细检查两侧卵巢。有时卵巢外观正常，剖开后可能发现小的皮样囊肿。

皮样囊肿不影响卵巢功能，所以不影响怀孕。有人可带着肿瘤怀孕，直到妊娠检查时才查出肿瘤。这种情况一般可在妊娠 14 ～ 16 周时做手术，因为这时候手术不容易引发流产。

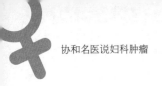

皮样囊肿的恶变率为 1%～3%，且多见于老年病人。此病恶变的平均年龄是 51 岁，一般会恶变为鳞癌。

什么是功能性卵巢肿瘤

简单地说，功能性卵巢肿瘤就是能分泌性激素的肿瘤。有些肿瘤能分泌雌性激素，有些能分泌雄性激素，有些既能分泌雌性激素，又能分泌雄性激素。

最常见的功能性卵巢肿瘤是卵巢颗粒细胞瘤，多发生于四五十岁的女性。肿瘤分泌雌激素，可以造成不正常的阴道出血、月经过多、闭经等。幼女若长了这种肿瘤，不到 10 岁就会来月经并会出现乳房增大、阴毛生长等性早熟现象；而老年女性长了这种肿瘤，则表现为绝经后又来"月经"、皮肤细嫩等"返老还童"现象。由于颗粒细胞瘤是实性的，十分光滑，活动性强，所以容易扭转而造成急性腹痛。

颗粒细胞瘤是一种低度恶性的肿瘤，治疗以手术为主，晚期需辅以化疗。手术治疗效果很好，5 年治愈率为 80% 左右。这种肿瘤有晚期复发的特点，可能在术后 15～20 年以后复发，所以术后需要长期随诊。

　　第二常见的功能性卵巢肿瘤是泡膜细胞瘤，它比颗粒细胞瘤分泌的雌激素更多，有时可导致子宫内膜增生甚至子宫内膜癌。它较多见于老年女性，可有月经紊乱、闭经、绝经后出血等症状。肿瘤为实性，若发生囊性变，还可能分泌雄激素，也会导致音憨、多毛等男性化特征。泡膜细胞瘤是良性的，手术切除即可。手术切除后，性激素相关症状会逐渐缓解、消失。

　　其他功能性卵巢肿瘤还有纤维瘤、男性母细胞瘤、硬化性间质瘤、环管状性索瘤等。需要强调的是，由于这类肿瘤是低度恶性或良性的，因此幼女、年轻未育并有生育要求的患者可以争取保留生育功能。

什么是交界性卵巢肿瘤

　　除良性肿瘤和恶性肿瘤之外，在卵巢上皮性肿瘤中，还有介于良性和恶性之间的交界性肿瘤。

　　交界性肿瘤在病理形态上介于良性与恶性之间，具备一些良恶性之间的临床特点，如交界瘤转移的发生率可达 59%，其

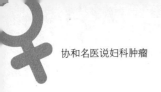

中晚期者（Ⅲ期以上）占 40% 左右。

　　肿瘤经切除后也有复发的可能性，但其复发与恶性肿瘤又不相同。交界性肿瘤的复发多为晚期复发，即多在手术切除 5 年以后，甚至 10 年、20 年以后复发。肿瘤有多次复发的特点。更为重要的是，绝大多数复发瘤仍介于良性与恶性之间，即保持交界性，只有少数会发展成癌。

　　手术是卵巢交界性肿瘤的首要治疗手段。年轻的、有生育要求的患者可做保留生育功能的手术，而年龄较大、无生育要求的患者应进行全子宫及双附件切除，并根据情况进行大网膜、阑尾、盆腔淋巴结切除。

　　交界性肿瘤的预后与恶性肿瘤的预后迥然不同，5 年及 10 年存活率分别为 90% ~ 96% 及 80% ~ 82%。卵巢交界性肿瘤复发多局限于腹腔。转移到其他部位的交界性瘤，当原发瘤切除后，经化疗或放疗，转移灶均可消失。因为绝大多数复发瘤的病理形态仍为交界性，所以再次手术切除的效果也非常好。

卵巢肿瘤有哪些并发症

卵巢肿瘤常见的并发症有以下几种。

蒂扭转

最常见的妇科急腹症之一。约 10% 的卵巢肿瘤可能发生蒂扭转。蒂扭转一经确诊，应立即进行剖腹或腹腔镜手术。

破裂

卵巢肿瘤的破裂率约为 3%，可以自然破裂，也可以因为外伤破裂。

自发性破裂多是因为肿瘤生长过于迅速，其中以恶性肿瘤浸润性生长而穿破囊壁最为多见。

外伤性破裂多由腹部受重击或挤压、分娩、性交、妇科检查、囊肿穿刺等引起。

囊肿破裂后，常可引起剧烈腹痛、恶心、呕吐，严重时可引起腹腔内出血、腹膜炎甚至休克。凡疑有肿瘤破裂时，应立即手术探查。

感染

肿瘤并发感染主要表现为腹膜炎征象，如高热、腹痛、肿块压痛、白细胞计数升高等，感染严重时可发展为脓肿。

治疗上可先用抗生素控制感染，然后通过手术切除肿瘤。如短期内不能控制感染，则应及时手术清除感染源。

恶变

卵巢肿瘤恶变初期一般没有症状，不易早期发现。如果肿瘤生长迅速，尤其是双侧性卵巢肿瘤，应怀疑恶性变。出现腹水、消瘦，则表明病情已近晚期。因此，一旦发现卵巢肿瘤，即使是良性，也应及早手术。

嵌顿

此情况较罕见，体积小于胎儿头的肿瘤可发生嵌顿，从而引起排便或排尿困难。如果合并妊娠，临产时可阻碍胎头下降而引起难产。

什么叫卵巢囊肿扭转

卵巢囊肿扭转是卵巢肿瘤的一种并发症。

有的卵巢肿瘤长得如同带蒂的瓜果，蒂里面有血管通过。这个蒂是由卵巢韧带、输卵管及其系膜构成的。肿瘤受到外力作用，蒂部就可以发生扭转，所以这种情况也叫卵巢囊肿蒂扭转。扭转的瘤多半是良性的，因为只有蒂比较长、大小适中、质地不均、与周围组织没有粘连、有一定活动余地的肿瘤才会发生扭转，而恶性肿瘤一般不具备这些条件。比较容易发生扭转的是皮样囊肿、纤维瘤、黏液性囊腺瘤，这些肿瘤蒂通常比较长，且重心常偏于一侧。当患者突然站起、弯腰或发生肠蠕动时，瘤体就可能发生转动。怀孕后肿瘤升入腹腔，更有了活动的余地，更容易发生扭转。约 10% 的卵巢肿瘤会发生扭转。扭转的结果是瘤内的血液循环受阻，从而引起急性下腹剧痛。若扭转情况不严重，肿瘤可以自然恢复，但还可能再次扭转。否则，若扭转情况较重，肿瘤可因血液不通而充血、胀大以致呈紫黑色。此种情况如不能及时解除，囊内一旦出现血管破裂，肿瘤可能发生坏死、感染甚至破裂，从而造成严重后果。

卵巢囊肿扭转属于妇科急腹症，需要紧急手术治疗。

卵巢肿瘤可以不做手术吗

在九大类卵巢肿瘤中，最后一类叫作瘤样病变，它外貌像瘤子，实际不是肿瘤。这些非赘生性囊肿是不需要手术的。但是，凡是真正的卵巢肿瘤，不论良性还是恶性都应做手术。这是因为卵巢肿瘤种类繁多，非常复杂，虽然现在已有种种诊断技术，有时还是难以区分其良恶性，尤其不易和早期卵巢癌区分。即使良性的卵巢肿瘤，有的也会长到很大，产生扭转、破裂、感染等种种并发症。一般来讲，术前良恶性不明确的肿瘤应进行手术探查。

不过，即使做手术也不一定是把两侧卵巢都切除。年轻女性长了良性囊肿，可以争取做囊肿剥除手术，保留正常的卵巢组织。不适合剥除的良性囊肿，除非患者已绝经，否则应保留另一侧卵巢，以维持内分泌功能。如果患者已绝经，即使是单侧发生良性肿瘤，按照惯例应切除双侧卵巢，以防以后另一侧卵巢长肿瘤。至于恶性肿瘤，手术范围更广。

什么是卵巢囊肿剔除术

卵巢囊肿是常见的妇科良性肿瘤。由于卵巢是成对的器官，多年来广泛采取的手术方法，是进行患侧卵巢切除。如果双侧都有囊肿，就会切除双侧卵巢，甚至连同子宫一起切除。既然卵巢有肿瘤，那么将患病的卵巢切除似乎是天经地义的事情。但年轻的女性，尤其是还没有生育的女性，如果切除了双侧卵巢，不仅不能生育，而且将长期遭受过早出现的绝经期症状的折磨。有的患者因单侧囊肿只切除了一侧附件，但以后另一侧附件又发生病变，如异位妊娠、卵巢囊肿等，而不得不切除剩下的输卵管及卵巢，丧失了生育功能。

由此，卵巢囊肿剔除术这种手术方法就应运而生了。这种手术是将卵巢上生长的良性肿物剔除，并将健康的卵巢组织保留下来。

保留的卵巢组织同样有正常的功能，可正常产生激素，排卵。有时只是很少的卵巢组织，若有血液供应，也有正常的生理功能。当然，在肿瘤过大、已无正常卵巢组织存在、发生过感染等情况下，无法剔除肿瘤时，只好切除患侧卵巢。

原则上凡是良性的卵巢肿瘤均可做剔除手术，但这种手术方法主要用于卵巢的瘤样病变，如滤泡囊肿、单纯性囊肿、巧克力囊肿、卵巢冠囊肿等。真正的卵巢肿瘤中，皮样囊肿可以做囊肿剔除手术，不论单侧还是双侧囊肿，都能够剔除而不切除卵巢。

不同年龄段女性分别容易长哪些卵巢肿瘤

长在卵巢的肿瘤性质如何，病人的年龄是一个很重要的因素。根据病人的年龄和肿物的特点，在很多情况下可以大致判断患者长的是什么样的肿瘤。

10岁以内（青春期前）

这期间一般不存在所谓的卵巢生理性增大，卵巢增大都应视为不正常。单侧的卵巢肿瘤以生殖细胞肿瘤多见，囊性肿瘤常常是成熟畸胎瘤，实性肿瘤则应考虑恶性生殖细胞肿瘤。如有腹水或转移迹象，则恶性肿瘤的可能性更大。

10～20岁（青春期）

生殖细胞肿瘤是这一年龄组主要的卵巢肿瘤。囊性者首先应想到畸胎瘤，而实性者应考虑无性细胞瘤（属恶性肿瘤）。其他恶性生殖细胞肿瘤（如未成熟畸胎瘤、内胚窦瘤、胚胎癌等）也较常见。上皮性良恶性肿瘤均较少见。

20～35岁（生育中期）

此年龄段女性，上皮性肿瘤的发生开始增多，但双侧性囊性肿物仍以良性畸胎瘤为常见。实性肿物要考虑性腺间质肿瘤（如纤维瘤）、恶性生殖细胞肿瘤、转移性肿瘤（如乳腺癌卵巢转移）。

35～45岁（生育后期）

此期间各种性质的肿瘤都应考虑上皮性肿瘤。实性者多为性索间质肿瘤，如纤维瘤、转移性癌等。

围绝经期

此期间的肿瘤以上皮性肿瘤为主，有相当的恶性比例

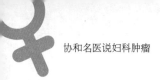

(1：7 ～ 1：4.2)。此期间，很少有生殖细胞肿瘤，偶尔可见囊性畸胎瘤，但应注意恶变可能。

绝经后

绝经后，恶性肿瘤发生率明显增加，特别是上皮性肿瘤。浆液性多为双侧，黏液性多为单侧。双侧实性者应警惕转移性肿瘤。

哪些卵巢肿块需要开腹或用腹腔镜检查

对卵巢包块的重视和积极处理是预防卵巢癌非常重要的措施。即使是有丰富临床经验的医师，也无法在术前确定肿瘤的良恶性。因此，只要是卵巢赘生性肿物（即使不是恶性，也有可能发生并发症），都应该高度警惕。如果临床考虑良恶性不明确或可疑恶性，原则上都应进行手术探查。如果条件许可，可考虑用腹腔镜探查。具体说来，以下情况都需要开腹或用腹腔镜检查。

1. 育龄女性卵巢增大，为囊性，直径超过 6 厘米，且观察

3个月经周期或口服避孕药观察6周，肿物不缩小或反而增大。经验证明，对于持续的卵巢增大，80%的病人需要手术，而且这样的增大一般不是生理性肿大。

2. 青春期前卵巢增大。青春期前不可能发生卵巢生理性增大，卵巢只要增大就是不正常的。

3. 妊娠早期发现的肿物，观察至孕16周时仍不缩小。

4. 绝经后仍能扪到卵巢。

5. 卵巢实性肿物。不论年龄、时期，也不论大小，这样的肿物是不正常的。

6. 卵巢肿瘤发生并发症（如扭转、破裂等）而构成妇科急腹症，需急诊手术。

哪些卵巢肿瘤可以通过腹腔镜进行手术治疗

理论上，任何良性的盆腔包块都可经腹腔镜手术。甚至有人提出，没有腹腔镜不能做的手术。实际上，随着器械和设备的改进、操作者技术的提高，针对恶性盆腔包块的腹腔镜手术已经在施行。各种类型的卵巢非赘生性肿物、瘤样病变、良性卵巢肿瘤在经腹腔镜检查后都可以进行手术治疗。通过腹腔镜，可以做卵巢切除术以及卵巢囊肿剔除术。

但是，任何腹腔镜手术都应事先做好开腹手术的准备，任何盆腔包块的腹腔镜手术都要做好处理恶性肿瘤的准备。

怀孕后才发现长了卵巢肿瘤怎么办

在妊娠的早、中、晚期，卵巢肿瘤都可对妊娠产生影响。早期妊娠时，卵巢肿瘤可诱发自然流产。中期妊娠时，子宫增大，卵巢肿瘤也可造成流产或早产。晚期妊娠时，如果肿瘤较大，挤压子宫，则可能引起胎位异常，使胎头不能进入盆腔；如果肿瘤位置低，则有可能阻塞产道，造成难产。

怀孕后才发现长了卵巢肿瘤怎么办呢？

首先，对于妊娠期合并的卵巢包块，若包块逐渐缩小，多数为生理性囊肿，可不予理会。

其次，如果肿物超过 5 厘米，应在孕 16 周左右进行腹腔镜或剖腹探查，不论是否有扭转等并发症。只有适时地实施手术，才能避免并发症，并及时发现恶性肿瘤。

最后，如果肿物质硬，呈结节性，相对固定，为双侧性，则不论孕龄长短，均应进行剖腹手术。如合并肿瘤扭转、破裂、感染等，或伴有急性腹痛、恶心、呕吐甚至休克，亦应立即进行手术。

如上所述，一旦确定卵巢肿瘤为恶性，即应尽早进行剖腹手术，而不应再顾及妊娠。因担心流产、早产，拖延手术是不明智的。若确定卵巢肿瘤为良性，可等到妊娠中期进行手术。相对于孕早期，在孕中期手术诱发流产概率较低，麻醉药物等对胎儿发育影响也较小。

什么是子宫内膜异位症

正常的子宫内膜长在子宫腔。子宫内膜长在子宫腔以外的地方，就叫作子宫内膜异位症。

正常情况下，有月经的女性的子宫内膜每个月要生长、脱落一次。脱落的子宫内膜会混同血液经子宫颈口从阴道排出，通俗地讲这就是所谓的月经。研究发现，大多数女性都存在经血逆流现象，即混有剥脱子宫内膜的经血经输卵管流入盆腔。

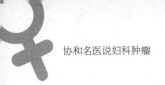

由于盆腔腹膜的免疫系统有自我清除作用，大部分女性能自行吸收、清除逆流的经血和内膜碎片。但在少数女性体内，逆流的子宫内膜碎片会像撒在土壤中的种子一样，在不同的组织器官上扎根、生长。这些异位的内膜组织和子宫里面的内膜一样受内分泌的控制，会周期性地生长、脱落、出血，但这样的经血常因找不到排泄的出路，会形成内膜异位结节或囊肿。

发生在卵巢上的内膜异位囊肿最多见。子宫和直肠之间的空隙（子宫直肠窝），也是异位子宫内膜最容易种植的地方。此外，子宫、输卵管、结肠、膀胱的浆膜面，腹膜表面，甚至整个腹腔都可以发生这样的情况，但比较少见。在极少数情况下，子宫内膜异位症可以发生在盆腔、腹腔以外的部位，如胸腔、四肢等。

据统计，因妇科疾病需要手术的患者中，大约每 5 名病人中就有 1 个子宫内膜异位症患者。

什么是卵巢"巧克力囊肿"

卵巢上有子宫内膜种植后，会形成单个或多个囊肿。由于囊肿内含有暗褐色陈旧血，酷似溶化的巧克力，所以又称为"巧克力囊肿"。

临床上有直径为 25 厘米的囊肿的报道。巧克力囊肿患者常有月经量多、痛经、肛门坠胀等症状。需要强调的是，尽管绝大多数卵巢巧克力囊肿均为良性，但对于生长迅速、血清CA125 水平较高、影像学检查血流丰富、有乳头的囊肿，应警惕恶变。此外，巧克力囊肿容易发生另外一种并发症，那就是"巧克力囊肿破裂"。

卵巢巧克力囊肿破裂有哪些症状

生长在卵巢的巧克力囊肿，囊壁又糟又脆，在手术分离过程中几乎没有不破裂的。此外，巧克力囊肿还有自发破裂的倾向。囊肿破裂后，小的破口可以很快自行愈合，并与周围组织形成粘连；如果破口较大，则无法自行愈合。囊肿破裂后，其液体流入腹腔，可刺激周围的腹膜引起剧烈的腹痛。如果处理不及时，这可能导致弥漫性腹膜炎，甚至造成致命的后果。由于患者多为育龄女性，发病时间多在经期或行经前期（即月经

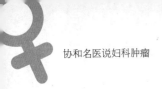

周期的后半期)。患者一般没有闭经或阴道不规则出血(而异
位妊娠常有)。典型症状为突发的剧烈下腹痛,逐渐延及全腹,
同时伴有腹部肌肉的紧张、压痛、反跳痛等,可伴有低热、轻
度白细胞升高等。绝大多数患者没有休克、血压下降症状,在
子宫直肠窝内能查到触痛的结节。

卵巢巧克力囊肿有哪些治疗方法

一般而言,如果巧克力囊肿的直径超过 5 厘米,完全依靠
药物清除几乎是不可能的。因此,病灶直径较大、药物治疗无
明显好转者,应及时进行治疗。

开腹手术治疗

可视病人年龄、病灶大小、生育情况而做保守性手术或根
治性手术。保守性手术可保留子宫及正常的卵巢,为患者保
留生育功能,但同时也留下了复发的隐患。如果仅进行囊肿
剔除,手术中一般先吸尽囊内液,待囊壁缩小后再进行剔除。

腹腔镜手术治疗

手术原则与开腹手术相同。为了使腹腔镜手术便于操作，有时会在术前用一段时间的药物以使囊肿缩小、囊壁变薄、盆腔粘连减轻，然后再做手术。

在B超引导下穿刺并注射药物治疗

随着 B 超设备精度的提高，各种介入性治疗的发展，可在 B 超引导下经腹部或经阴道对巧克力囊肿进行穿刺并抽出其中的囊液，然后用生理盐水反复冲洗，最后注入无水酒精或其他腐蚀剂，使囊壁细胞生长活性丧失、变性、坏死，失去分泌功能。

随着囊内壁细胞的萎缩、脱落和吸收，囊肿可以缩小，反复穿刺注药甚至可使囊肿完全消失。这种方法最大的缺憾在于，不能做病理检查，因而不能完全排除恶性病变的情况。

手术治疗后，对于病变严重的患者，可结合手术切净程度、复发风险、患者年龄、生育要求等，考虑是否辅助使用药物治疗一个阶段，以巩固疗效，预防或延迟复发。对有生育要求的患者，也需具体情况具体对待。

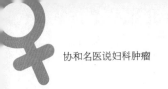

常见的卵巢恶性肿瘤有哪些

卵巢恶性肿瘤种类繁多，但有些类型终究比较罕见，恐怕有些妇科医师也未必知道。现选择常见的卵巢恶性肿瘤介绍如下。

上皮性癌

此类癌占卵巢恶性肿瘤的 60% ~ 70%，最为多见。上皮性癌起源于卵巢上皮组织，进一步又可分为以下 4 种。

1. 浆液性囊腺癌。在卵巢恶性肿瘤中最常见，多为双侧，早期就会出现腹腔内转移，预后较差。

2. 卵巢子宫内膜样癌。多为单侧，预后比一般卵巢肿瘤好。

3. 黏液性囊腺癌。发病率和恶性程度都低于浆液性囊腺癌。

4. 透明细胞癌。较少见，多在绝经后发病，恶性程度高。

恶性生殖细胞肿瘤

恶性生殖细胞肿瘤主要分为以下 4 种。

1. 卵巢内胚窦瘤（卵黄囊瘤）。卵巢恶性生殖细胞肿瘤中最常见的一种类型，占 50% 以上，恶性程度最高。

2. 卵巢未成熟畸胎瘤。较常见，可能出现早期转移，术后复发率较高。

3. 无性细胞瘤。较少见，恶性程度较低，对放疗和化疗均敏感。

4. 卵巢原发绒癌。很少见。

性腺间质肿瘤

有些类型的肿瘤能分泌雌激素、孕激素或雄激素，故又称为功能性肿瘤。总的说来，这类肿瘤属于低度恶性的肿瘤。

转移性肿瘤

此类型约占卵巢恶性肿瘤的 1.5%，一般是从乳腺、胃肠道、子宫、输卵管等部位转移来的。转移性肿瘤是晚期肿瘤，预后不良。其中来自胃肠道的库肯勃瘤，预后极差。

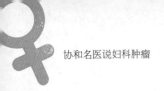

卵巢癌有哪些症状和早期信号

卵巢癌的症状

卵巢癌早期多无自觉症状，待症状出现时常常已经是晚期。由于肿瘤生长迅速，短期内可有腹胀、腹部包块、腹水等。卵巢癌患者的症状轻重取决于肿瘤的大小、位置、侵及邻近器官的程度、肿瘤的组织学类型、是否存在并发症等。肿瘤如向周围组织浸润或压迫神经，可引起腹痛、腰痛、下肢疼痛等；若压迫盆腔静脉，可引起下肢浮肿。功能性肿瘤可产生相应的雌激素或雄激素过多的症状。晚期病人明显消瘦。

卵巢癌的早期信号

谈到早期信号，所谓的"卵巢癌三联症"可以作为信号督促患者及早就诊。具体来讲，以下情况应特别注意。

1. 年龄。40 ~ 60 岁是卵巢癌的高危年龄段，因此这个年龄段的女性应定期做妇科检查。

2. 卵巢功能失调的历史。卵巢癌发生前，患者可能有一个较长时间的卵巢功能平衡失调的过程，比如经前紧张综合征、月经过多、乳房胀痛、屡次自然流产、不育、过早绝经等。这似乎意味着卵巢随时可能发生病变。

3. 说不清楚的腹部不适和某种持续存在的消化道症状，如食欲不振、腹胀等，特别是在进食之后。

定期检查是早期发现癌症的关键。从某种意义上讲，卵巢癌的早期诊断还是一个有待解决的科学问题。

已经绝经的女性还会患卵巢癌吗

卵巢可以因为年龄过大而失去功能，却不会因为年龄过大而不长肿瘤。实际上，随着年龄的增长，卵巢发生肿瘤的机会也会相应增加。究其原因，可能与下列因素有关。

1. 肿瘤都有一个潜伏期。绝大多数肿瘤有一个逐渐发展的过程，要到一定时候才发展成为有症状的肿瘤。

2. 机体免疫力问题。肿瘤由自身细胞恶变而来，正常人身体内偶尔也会出现异常细胞，但机体的免疫系统可将之捕获并

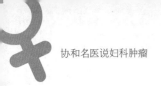

将其扼杀在摇篮中。绝经后的老年女性机体免疫力逐渐衰退，对身体内偶尔出现的非正常细胞缺乏免疫监视和消灭作用，这样异常细胞就可能无限制地生长。

3. 长期不良因素的刺激。每次排卵，都会对卵巢上皮造成不同程度的损伤，而每次的修复过程，都有可能出现异常细胞。异常细胞积累到一定程度，加上机体免疫力的下降，就有可能发展成为癌。

因此，虽然年龄已大、已经绝经，也应该定期进行妇科检查，切不可掉以轻心。

尚未来月经的女童也会患卵巢癌吗

还没有来月经的小女孩虽然卵巢功能尚未完善，但已经具备了长肿瘤的条件。女童的卵巢肿瘤约占所有卵巢肿瘤的4%，虽然发病率低，但恶性比例在50%左右，危害性更大。女童的卵巢肿瘤主要有内胚窦瘤、未成熟畸胎瘤、无性细胞瘤、卵巢原发绒癌等。儿童期恶性肿瘤有一个共同特点，即恶性程度高、发展快，不易早期诊断。

卵巢癌与哪些因素有关

如果能确定病因便能阻止癌的发生。遗憾的是，与其他癌瘤一样，卵巢癌的病因迄今不详。根据大量的临床及流行病学统计资料，卵巢癌的发生可能与如下因素有关。

生活环境和种族

卵巢恶性肿瘤各国各地区的发病率是不一样的：北欧及北美发病率最高，我国的发病率较低；城市女性的发病率高于农村女性；经济条件好的地区发病率高于经济条件差的地区；就种族而言，白色人种的发病率高于其他有色人种。

内分泌紊乱

不育、生育较少的女性容易长卵巢肿瘤。重度经前紧张综合征、痛经、屡次流产、不寻常的乳房胀痛、有乳腺癌历史、子宫内膜异位症病史等都会导致卵巢癌的发病率升高。

排卵次数和频率

卵巢周期性排卵对卵巢表面的间质是一种不良刺激，反复的损伤修复是诱发卵巢癌的高危因素。据北京协和医院的统计，卵巢排卵次数增加，卵巢癌的发病率也可能增加。足月生产、较长时间哺乳、口服避孕药都可降低卵巢癌的发生，其原因就在于减少了排卵次数。

遗传因素

约 20% 的卵巢癌病人有家族史。没有卵巢癌家族史的女性，其一生的患病危险为 1.7%。若有 1 名一级亲属患此病，发病危险为 5%。若有 2 名一级亲属患此病，发病危险为 7%。若有患遗传性卵巢癌综合征的一级亲属，则发病危险高达 50%，并随年龄增长而增加。

怎样筛查卵巢癌

目前临床上使用的筛查卵巢癌的方法有以下几种。

1. 双合诊（阴道、腹部检查）和三合诊（阴道、直肠、腹部检查）。这是重要的妇科检查。虽然这些方法的敏感性和特异性尚不足，不同医生的诊断结果有时差别很大，但这些方法简便、低廉，应该作为最基本的筛查手段。

2. B 超。有经腹部和经阴道两种，后者对卵巢肿瘤的敏感性更高一些。B 超已成为盆腔包块的常规检查方法，其优点是无损伤。有经验的 B 超医生的诊断符合率可达到 90% 以上。但 B 超检查有时对良恶性的判断还有困难，而且不易测出直径小于 2 厘米的实性肿瘤。可做彩色多普勒扫描，测定卵巢肿物的血流以帮助诊断。计算机断层扫描及磁共振扫描，作为常规筛查手段还是比较昂贵的。

3. 肿瘤标记物。对于 80% 的上皮性癌，CA125 都会升高。绒毛膜促性腺激素和甲胎蛋白也都是生殖细胞肿瘤特异性很高的肿瘤标记物。

4. 胃肠道症状寻因。长期有胃肠道症状，内科检查查不出什么病，同时有卵巢癌的危险因素，可以做腹腔镜检查。

如何面对卵巢癌

卵巢癌固然复杂、死亡率高，但还是可治的。悲观失望无济于事，放弃治疗更会加速死亡。事实上，不少病人能够治好或是带癌生存，所以一定要树立信心，积极治疗。

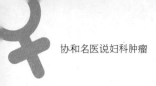

积极手术

在卵巢癌的治疗中，手术是首要的。不论早期或晚期，都要进行积极的手术治疗。通过手术切除肿瘤并做病理检查，能明确诊断和正确分期，这是卵巢癌和宫颈癌、绒癌等在治疗上的不同之处。早期的病人可能通过一次手术治愈。晚期的病人通过手术也可以缩小肿瘤体积，因而提高术后的化疗或放疗的效果，并且能延长生命。临床资料已证明，手术越彻底，预后越好。

坚持化疗

有时癌转移太广泛，不能做手术，可以进行化疗，待肿瘤缩小后再做手术切除。有的卵巢癌，手术以后进行化疗，可以预防复发。还有一些晚期卵巢癌，手术难以切除干净，就要用化疗来消灭残存的癌细胞。所以化疗在卵巢癌治疗中也是必不可少的。化疗贵在坚持不懈，有时需要持续好几年。

不放弃放疗

放疗也是卵巢癌的辅助治疗方法之一。一种是外照射，适用于手术未切净的小肿瘤，或是转移的淋巴结。近年来外照射技术有了改进，疗效也有提高。另一种是把放射性胶体注射到腹腔里去，使之均匀地分布到腹腔各部分的腹膜表面，这对于细小的癌灶疗效很好。

总之，患了卵巢癌一定要树立信心，积极配合医生治疗。

上皮性卵巢癌主要有哪些

上皮性卵巢癌主要有以下几种。

浆液性囊腺癌

浆液性囊腺癌在恶性卵巢肿瘤中最为常见，差不多占一半，多发生于 40 ～ 60 岁女性。肿瘤多为双侧，部分囊性，部分实性。肿瘤囊腔内有乳头状突起，常有坏死、出血。肿瘤生长快，腹腔转移发生早，就诊时半数以上已届晚期，预后不良。

黏液性囊腺癌

黏液性囊腺癌约占恶性卵巢肿瘤的 10%，单侧居多。与浆液性囊腺癌不同，黏液性囊腺癌绝大多数就诊时肿瘤还局限于一侧卵巢，为临床早期，故预后较好。

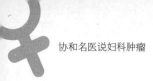
子宫内膜样癌

子宫内膜样癌发病率仅次于浆液性囊腺癌，预后比一般上皮性卵巢癌好。

透明细胞癌

透明细胞癌较少见，恶性程度较高，常常合并子宫内膜异位症。患者多是绝经后的女性。

卵巢肉瘤及中胚叶混合瘤

这两者极为罕见，恶性程度极高。

未分化癌

未分化癌约占恶性卵巢肿瘤的 10%，为实性，双侧居多，细胞分化很差，无法分型，预后最差。

恶性生殖细胞肿瘤主要有哪些

恶性生殖细胞肿瘤多发于年轻女性，主要有以下几种。

内胚窦瘤

内胚窦瘤又称为卵黄囊瘤，是卵巢恶性生殖细胞肿瘤中最常见的一种类型，常有血性腹水。此瘤生长迅速，恶性程度极高，可发生淋巴转移。血清甲胎蛋白（AFP）是该瘤特异性的肿瘤标记物，可作为诊断及观察疗效的指标。

未成熟畸胎瘤

目前已经观察到，这种肿瘤的恶性程度有向良性转化的规律。反复手术、化疗及支持治疗，使患者存活时间超过 1 年，肿瘤即有可能逆转为成熟型而变为良性肿瘤。

无性细胞瘤

无性细胞瘤是恶性生殖细胞肿瘤中恶性程度最低的肿瘤。有少部分患者可合并两性畸形。此瘤对放疗及化疗均敏感。

卵巢原发绒癌

卵巢原发绒癌很罕见，恶性程度比子宫绒癌高，对化疗也敏感。

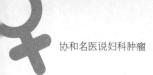

已初步确诊卵巢癌，为什么还要做很多检查

一旦确诊卵巢恶性肿瘤，患者总是焦急地要求立即手术，但医生还会建议做很多检查，其目的有以下几个。

目的一：了解患者能否耐受手术及化疗

卵巢癌的手术范围非常广泛，而术后的化疗又需要长期反复进行，这就要求医生对患者的基础情况有比较详细的了解。一般来讲，医生建议的常规检查有血尿常规（以了解白细胞、血小板、血色素是否正常）、血型（因为手术中可能需要输血，化疗过程中由于骨髓抑制也有可能需要输血）、心功能、肝肾功能、肺功能、凝血功能等检查。

目的二：进一步确诊肿瘤及初步分期

卵巢癌种类繁多，不同类型的卵巢癌预后及治疗方案相差很大，肿瘤的分期也是确定治疗方案的关键因素，所以有时需做腹腔镜检查以明确肿瘤类型及初步分期。卵巢癌淋巴转移比较隐蔽，有条件时还要做淋巴造影。为了了解肿瘤对肾脏及输尿管有无浸润及压迫，有时还要做静脉肾盂造影。有些卵巢癌有遗传倾向，故有时可能要做染色体检查。

目的三：确定肿瘤是原发的还是转移性的

有些卵巢癌是由胃肠道、乳腺等部位的癌瘤转移来的，而原发癌与继发癌的治疗方案大不相同，所以要做相关检查以明确肿瘤来源。

总之，初步确诊卵巢癌后，患者必须做以上检查，不可贸然手术或化疗。当然，这些检查并非每个患者每项都要做，医生会根据患者的具体情况进行选择。

卵巢癌如何治疗

卵巢癌患者就诊时 70% 已属晚期，采用某种单一的治疗方法难以奏效。因此，卵巢癌的治疗方针应该是进行积极的、根治性的手术，配合强有力的、持续的化疗，选择合适的放疗，辅以免疫治疗等。

手术治疗

手术治疗是上皮性癌主要的治疗手段。卵巢癌，尤其是原发瘤，往往可以长得很大，有的肿瘤直径可达数十厘米。对于如此大的瘤体，如果不及时进行切除，其他治疗方法难以收到好的效果。而对于已经转移的卵巢癌，通过一次彻底的手术，仍有一定治愈可能。

针对卵巢癌的手术，应以最大可能切除肿瘤为目的，具体的手术方式有"肿瘤细胞减灭术"及腹膜后淋巴结清扫术。

化学治疗

化学治疗是卵巢恶性肿瘤最常用的辅助治疗方法。广泛性的手术虽然可以切除肿瘤，但对于晚期广泛转移的病灶很难清除干净，所以这种手术现在不称根治术，而一般称为肿瘤细胞减灭术。

为了消灭残存肿瘤和预防复发，化学治疗是不可或缺的。对那些由于各种条件不能做手术的患者，化学治疗更是主要的治疗手段。

放射治疗

放射治疗对卵巢恶性肿瘤的治疗一般起辅助作用。无性细胞瘤对放疗比较敏感，无论是局部复发或远处转移，经放疗后大都可以根治。至于其他类型的肿瘤，对放疗一般不敏感。

对于一些手术未切净的小肿瘤或转移的淋巴结，放疗有一定疗效。一般是用体外照射，有时也可将放射性胶体注射到腹腔里，使之均匀地分布到腹腔各部分的腹膜表面，这对于细小的癌灶有一定效果。

免疫治疗

免疫治疗近年发展较快，其优势是可用生物学的方法加大肿瘤局部的药物浓度，避免或减少对正常组织的损害，因而它也叫导向治疗。

对症支持治疗

手术和化疗都需要强有力的支持治疗，以保证手术和化疗的完成。但是如果病情到了极晚期，手术和化疗均不可能进行，为了提高病人的生活质量，就要进行对症支持治疗，这对于某些带瘤生存的患者至关重要。

什么是卵巢癌肿瘤细胞减灭术

很多肿瘤都可以做根治性手术。早些年，彻底的卵巢癌手术也称为卵巢癌根治术。然而，由于卵巢癌在诊断时 70% 已为晚期，肿瘤已广泛转移，仅凭手术以求根治，谈何容易！因此，现在针对卵巢癌的手术一般称为肿瘤细胞减灭术，也有人称之为大块缩减术。这背后的逻辑是，妇科医生必须抛开恶性肿瘤一旦转移即应放弃手术的传统观念，无论如何都应该给患者一次手术机会，在手术时应尽一切可能切除少数大瘤，去除大部瘤体，将无法一一切除的、直径不超过 1 厘米的小瘤或小片瘤组织交给化学药物来收拾，以期取得完全缓解甚至根治的效果。通过实践，现在逐渐形成了一种治疗卵巢癌的特有的手术方法。现在认为，肿瘤细胞减灭术几乎没有任何禁忌证，只要患者一般情况能够耐受手术，都可进行。

对于手术中切除的标本，要分部位进行标记，做病理检查，以确定肿瘤的类型及分期。

卵巢癌转移到腹腔及盆腔还能做手术吗

有很多恶性肿瘤，一旦发生广泛转移，基本上就不能做手术了，但对于卵巢癌的治疗并不如此。卵巢癌患者就诊时70%已经属于晚期，如果放弃手术后果可想而知。面对这一挑战，妇科肿瘤医生经过不懈努力，形成自己的一套原则和观点。经验表明，即使已经有腹腔广泛转移的晚期患者，通过一次彻底手术，仍有一定治愈可能。卵巢癌手术几乎不受分期限制，绝大多数病例，特别是初治病例，都应得到一次手术切除的机会。

未成熟畸胎瘤复发还能做手术吗

未成熟畸胎瘤在过去是一种死亡率很高的肿瘤，大多数患者均在手术后很快复发、死亡。但北京协和医院的医生经过多年的观察，发现卵巢未成熟畸胎瘤可以由未成熟型转变为成熟型，即发生"逆转"现象，由恶性转变为良性。根据这一重要特点，采取相应的治疗方案，可使这种肿瘤的预后大为改观。

虽然未成熟畸胎瘤恶性程度高，易发生复发转移，而且易反复复发，但反复进行手术切除是可以缓解病情的。如此反复手术并配合化疗，经过 1 年左右的时间，肿瘤即有可能转变为良性，继而进行手术切除并不是很困难。因此，对于复发转移的未成熟畸胎瘤患者，手术不但是有意义的、可行的，而且是必需的。

为什么卵巢癌手术同时要做淋巴结清扫

卵巢癌的淋巴转移是比较常见的，即使很早期（临床 I 期）的卵巢癌，也有 10% ～ 20% 可能发生淋巴转移。如果不切除这些受肿瘤侵犯的淋巴结和淋巴通路，就不可能减少机体内的肿瘤负荷。因此，在条件许可的情况下，对于所有恶性卵巢肿瘤的患者，均应在手术时进行腹膜后淋巴结清扫术。

淋巴结清扫术可达到诊断和治疗两方面的目的。

第一，凡是腹膜后淋巴结有转移的均应列为临床Ⅲ期。如果不做淋巴结清扫，就不能对淋巴结进行病理检查，在治疗方面容易掉以轻心，在预后上容易盲目乐观。

第二，单纯的腹腔内的手术，要想进一步提高治愈率是有困难的。经过一次腹膜后淋巴结清扫，如果发现仅有盆腔淋巴结转移，那手术本身就能解决问题；如果有腹主动脉旁淋巴结转移，还应进行术后放射治疗，消灭尚未切净的癌细胞，并防止肿瘤进一步向上蔓延。

什么是卵巢癌的先期化疗

先期化疗是指在主要治疗手段（手术或放疗）之前即给予一定疗程的化疗。这种方法最早应用于子宫颈癌和子宫内膜癌，又称为新辅助化疗。通过这种化疗，可使原本没有手术机会的病人获得手术机会和更好的治疗。近年来，先期化疗也开始应用于卵巢癌的治疗中，其目的是使肿瘤缩小，减少肿瘤负荷量，改善患者的一般状况，提高肿瘤的切净程度，提高手术彻底性，减少手术所致并发症的发生机会，进而为以后的进一步治疗创造条件。

在卵巢癌中，先期化疗的适应证主要包括大块的肿瘤、大量腹水、盆腔肿瘤固定于盆壁、肿瘤累及重要器官、转移瘤负荷超过 1000 克、转移瘤为弥散粟粒结节、超过 10 克的腹膜转移灶、生活状态评分较差、合并严重内科疾病、Ⅳ期卵巢癌（尤其是合并胸腔积液）、营养状况差等。

卵巢癌化疗患者应该注意哪些问题

卵巢癌的化疗是一场持久战，通常在术后第一年内要接受 8 ~ 9 个疗程化疗，每月 1 次。每一次化疗对病人都是严峻的考验，不良反应有时令患者难以忍受。为了战胜肿瘤，卵巢癌化疗患者需要足够的信心、耐心和恒心。

要有信心

大量资料表明，化疗可以延长患者的存活时间。比如，以前卵巢恶性生殖细胞肿瘤是一类恶性程度非常高的肿瘤，患者大都是年轻女性，即使经过了彻底的手术，也大多在术后短期内死亡。后来由于化疗的发展，这类肿瘤几乎可以得到根治，患者还可保留生育功能。

要按时化疗

化疗的不良反应使人生畏，化疗后身体状态的恢复也非常艰难，有些患者因而逃避化疗。事实上，只有及时、正规、足量的化疗，对肿瘤细胞连续出击，才能战胜肿瘤，稍一松懈即可能前功尽弃。

因此，卵巢癌患者不要恐惧，应勇敢地正视现实，勇于忍受暂时的苦痛，而且要相信，医生在给患者化疗的同时，会尽力消除化疗的不良反应。

正确对待化疗的不良反应

化学治疗是"以毒攻毒"，有不良反应不足为奇。这些不良反应有些是长期的，有些则是临时的。对长期的毒性，妇科肿瘤医生自有考量。一些暂时的不良反应，如脱发、皮肤色素沉着等，化疗结束后就会消失。因此，一定要正确对待化疗的不良反应。

身体其他部位的癌瘤能转移到卵巢吗

卵巢有丰富的淋巴和血运，是一个很容易生长转移瘤的器官。转移性卵巢癌占卵巢肿瘤的 5% ～ 10%。有些原发于胃肠道、乳腺的癌瘤常常首先转移至卵巢。此外，子宫、肝、胆囊、肺、肾、甲状腺、黑色素瘤也可以转移到卵巢。

由于转移性卵巢癌相对于原发肿瘤来说已属于晚期，因此转移性卵巢癌的预后不如原发性卵巢癌，实施彻底的肿瘤细胞减灭术没有多大意义。

切除卵巢后会变性吗

女性切除卵巢后，会不会变得男性化呢？完全不会！

女性切了卵巢不会长出睾丸，因而声音不会变粗，更不会出现喉结，仅仅是不来月经、不能生育而已。若是 45 岁以后因病要切除卵巢，更不必疑虑丛生，因为这时的卵巢功能已经日暮西山了。

切除卵巢的真正问题不在于变性，而是人为地早绝经可能一时使人难以适应，同时会导致一些更年期症状。所以，年龄较轻的女性需要在手术后补充一点雌激素。当然，如果只是切除一侧卵巢，那么一切担心就更是多余的了。

卵巢癌会遗传吗

迄今为止，肿瘤的病因仍不十分清楚，有遗传的因素，也有环境的因素。目前的医学认为，肿瘤是由身体内正常的细胞突变而来，因此遗传因素越来越受到重视。卵巢癌能不能遗传？现在看来是可能的，但它又不像其他一些遗传病（如白化病、血友病等）那么明显。

大量资料表明，卵巢癌的家族史是卵巢癌发病最重要的危险因素。为了正确地估计卵巢癌的高危人群，从遗传流行病学的角度将卵巢癌分为三类。

1. 散发性卵巢癌。即患者的一级、二级亲属中没有卵巢癌或与其相关的其他肿瘤患者。

2. 家族性卵巢癌。即患者的一级、二级亲属中有两个或两个以上卵巢癌或相关肿瘤患者。

3. 遗传性卵巢癌。特指符合常染色体显性遗传特征的卵巢癌，可能同时存在其他种类的癌症。

一般卵巢癌的平均发病年龄为 59 岁，而遗传性卵巢癌的平均发病年龄为 52 岁。遗传性卵巢癌是基因异常引起的。

原发性输卵管癌有哪些症状

原发性输卵管癌有如下症状。

阴道排液

阴道排液是输卵管癌患者的主要症状，排出的液体为淡黄色或血水样稀薄液体。阴道排液的量差别较大，量少者在阴道检查时才能发现；量多者可如产妇羊膜破裂以后一样浸湿内裤，一天的排液量甚至可达 1 升。排出的液体多数没有臭味。

如果是肿瘤坏死出血，则液体呈血水样。

阴道出血

阴道不规则出血也是常见症状之一，发生率为 30% ～ 50%。出血量一般不会很多。

腹痛

大约半数患者会有轻度下腹疼痛，常表现为一侧下腹部钝痛或绞痛。患者如果出现剧烈腹痛，可能是肿瘤并发感染造成盆腔脓肿或腹膜炎所致。

下腹或盆腔包块

有部分患者自己能在下腹部摸到包块。包块可能为肿瘤本身，也可能是并发了输卵管积水或广泛盆腔粘连所致。

原发性输卵管癌如何治疗

输卵管癌的治疗与卵巢癌基本相同，主要的治疗方法是手术，术后可辅以化疗、放疗等。

手术治疗

输卵管癌最根本的治疗方法是手术切除，手术方式与治疗卵巢癌的肿瘤细胞减灭术一样。手术切除范围包括全子宫、双附件、大网膜、阑尾等。对于盆腔内转移和种植的病灶也应尽可能全部切除。

放射治疗

原发性输卵管癌术前诊断率极低，放射治疗主要用于术后的辅助治疗。

化学治疗

输卵管癌术后可辅以化学治疗，所用化疗药物与治疗卵巢上皮性癌的药物基本相同。

激素治疗

输卵管对卵巢的雌激素、孕激素有周期性反应，所以在临床上也可尝试用长效孕激素进行治疗。